D1922150

# YUKO KUHN

# ONIGIRI

Roman | Hanser Berlin

4. Auflage 2025

ISBN 978-3-446-28311-4
© 2025 Carl Hanser Verlag GmbH & Co. KG, München
Vilshofener Straße 10 | 81679 München | info@hanser.de
Wir behalten uns auch eine Nutzung des Werks für Zwecke des Text und Data Mining nach § 44b UrhG ausdrücklich vor.
Umschlaggestaltung und Motiv: Simon Gehrke, München
Satz: Sandra Hacke, Dachau
Druck und Bindung: GGP Media GmbH, Pößneck
Printed in Germany

FSC
www.fsc.org
MIX
Papier | Fördert gute Waldnutzung
FSC® C014496

Für meine Mutter

# INHALT

YASUKO LEBT NICHT MEHR. Sie ist einfach gestorben und wir haben es gar nicht gemerkt. Meine Mutter hat irgendwann aufgehört, ihre Familie in Japan anzurufen, erst war sie zu müde, dann wurde sie über die Jahre zu vergesslich dafür. Es kommen auch schon lange keine Pakete mit getrockneten Algen mehr. Yasuko lebt sicher noch, sagte meine Mutter immer, sonst hätte ihr Bruder sich auf jeden Fall bei ihr gemeldet.

Er habe nicht mehr gewusst, was er wählen müsse, um nach Deutschland zu telefonieren, entschuldigt sich Masayuki am Telefon, als ich mich bei ihm melde. Ich höre die Stimme meines Onkels und wundere mich, dass mir der Abstand zu ihm eben noch so unendlich groß erschien, wie es sein kann, dass ich mich ihm jetzt, wo ich mit ihm spreche, nach all den Jahren, auf einen Schlag so nahe fühle. Ich höre die Stimme meines Onkels und komme mir plötzlich armselig vor. Als ob ich ihm böse sein könnte, wo ich es doch seit Jahren nicht schaffe, einen kleinen Brief zu schreiben, ein paar Fotos zu schicken, seine Nummer zu wählen. Wo ich doch wusste, dass meine Großmutter jederzeit sterben konnte.

Meine Mutter kann sich nicht merken, dass sie keine Mutter mehr hat. Was? Sie ist gestorben? Wann? Das habe ich nicht gewusst, sagt sie, die Stirn in Falten, plötzlich hellhörig geworden. Das hast du mir nicht erzählt, Aki. Sie ist friedlich eingeschlafen, sage ich dann und lege ihr die Hand auf den Arm, mit hundertzwei Jahren. Meine Mutter neigt den Kopf, so alt, sagt sie und lächelt vorsichtig. Ihre Mutter habe gar nicht mehr gewusst, dass sie eine Tochter habe, sagt sie, sie hätten sich so selten gesehen in den letzten fünfzig Jahren, dass sie vergessen habe, dass es sie gibt. Aber meine Mutter klingt gar nicht traurig dabei, ihr Gesicht sieht schon wieder aus wie immer.

Seit ich weiß, dass meine Großmutter nicht mehr lebt, suche ich nach dem passenden Gefühl für ihren Tod, wundere mich darüber, dass wir es nicht gespürt haben, meine Mutter und ich. Es ist kompliziert, um jemanden zu trauern, dessen Tod man verpasst hat, um mehr als ein halbes Jahr. Meine Großmutter Yasuko war klein, ihre Füße waren klein, ihre Beine krumm, ihre Statur etwas dicklich. Sie hat immer gern gegessen, obwohl sie, seit ich mich erinnern kann, fast keine Zähne mehr hatte. Besonders gern aß sie Tori Karaage, sie kaute die frittierten Hühnerteilchen mit den Kieferknochen. Sie trug einen wadenlangen, elastischen Wollrock und eine unauffällige Strickjacke, die grauen Haare waren zu einem Dutt zusammengebunden, die Strähnen seitlich mit Klammern hochgesteckt. Ich schaute gern in ihr liebes, altes Gesicht mit den weichen, herabhängenden Wangen. Interessiert und wohlwollend sah meine Großmutter mich an. Sie sagte nicht viel. Den ganzen Tag saß sie in ihrem Zimmer oberhalb der steilen Treppe an ihrem niedrigen Tischchen, eine uralte Lupe vor dem Gesicht, neben ihr auf der Tatami surrte der Plastikventilator. Die Lupe ließ ihr Auge größer aussehen, das andere kniff sie zu. Sie löste Zahlenrätsel in der Zeitung. Nach unten ging sie nur noch, wenn es unbedingt sein musste. Beim Treppensteigen hörte ich sie ächzen und sich gut zureden, yoisho, yoisho, sagte sie bei jeder Stufe. Fernsehen musste sie mit Kopfhörern, weil sie schwerhörig war und meine Tante den Ton nicht im ganzen Haus hören wollte. Sie lachte laut, wenn ihr etwas gefiel. Ich hörte immer nur ihr Lachen und wusste nie, warum sie lachte, ich lachte einfach mit.

Mein Mann Felix sagt, es sei sinnlos meiner Mutter immer wieder und wieder zu sagen, dass ihre Mutter nicht mehr lebe, aber ich schaffe es nicht, sie anzulügen, und mit wem sollte ich über Yasuko sprechen, wenn nicht mit ihr. Als ich meine Mutter frage, ob Yasuko ihre Entscheidung, nach Deutschland zu gehen, verstanden habe, zieht meine Mutter die Augenbrauen hoch und schüttelt den Kopf. Das sind doch alte Geschichten, wie lange soll das her sein, Aki, das weiß ich doch nicht mehr. Es ist so schade, dass meine Mutter sich nicht an Yasukos völlig aus der Form geratene und mehrfach mit Klebstreifen fixierte Brille erinnert. Wie gern würde ich mit ihr gemeinsam über die Situation beim Optiker lachen, als wir Yasuko bei einem unserer Besuche eine neue Brille machen ließen. Der Optiker ließ meine Großmutter durch eine ganze Reihe verschiedener Gläser blicken, fragte jeweils, mit welchem sie besser sehen würde. Vornübergebeugt saß Yasuko auf dem Drehstuhl, blickte angestrengt senkrecht nach unten durch das Gerät und gab sich alle Mühe, sie wusste es nicht. Über die neue Brille freute sie sich am Ende trotzdem.

Am Morgen machte Yasuko uns Frühstück: heißen, schwarzen Tee mit Milch und Zucker, ich saß am Tisch und achtete auf das leise Geräusch, wenn sie die schmalen Papierröhrchen aufriss und den Zucker in die Tassen rutschen ließ, staunte über das japanische Toastbrot, riesige und vor allem besonders dicke Scheiben. Meine Großmutter stellte uns Butter hin, in einer rosafarbenen Plastikdose mit Katzen darauf, das kleine Messerchen darin wanderte mit in den Kühlschrank. Dazu Erdbeermarmelade, kleine Tomaten oder Gurke, ein paar Salatblätter, irgendetwas Frisches. Mit Sojasoße und Mayonnaise. Yasuko sah mir aufmerksam beim Essen zu und wollte gern immer mehr Toastbrot für mich in den kleinen Ofen schieben, aber ich war satt und schüttelte den Kopf. Nur zwei Scheiben, sagte sie ungläubig und zuckte mit den Schultern, als sei mir eben nicht zu helfen, während sie selbst gar nichts aß.

Bei vielen Gerichten, die wir im Restaurant essen oder zu Hause kochen, sogar bei Bratkartoffeln, sagt meine Mutter neuerdings, so etwas kenne sie nicht, in Japan habe es das nicht gegeben. Sie hat ständig etwas noch nie gesehen, gehört oder gegessen. Während ich antworte, Mama, natürlich hast du das schon gegessen, strahlt mein Mann sie an und sagt mit sanfter Stimme, dann probier doch mal Keiko, schmeckt wirklich gut, und sie isst mit Freude eine große Portion. Felix sagt, von ihm aus könne meine Mutter jeden Tag zum Essen kommen, sie störe nie. Wenn ich sie mit dem Auto im nahe gelegenen Wohnstift abhole, folgt ihr Monolog immer dem gleichen Muster. Den ersten Teil der Strecke, eine Sorgenfalte im Gesicht, ist sie mit der Frage beschäftigt, ob sie ihre Wohnung auch abgeschlossen hat, dabei beruhigt sie sich selbst, dass sie das doch immer gewissenhaft tut und, im Fall eines Einbruchs, bei ihr kein Geld zu finden ist. Dann kommentiert sie die langen Reihen parkender Autos, die links und rechts den Randstein säumen, bei uns in Japan, sagt sie kopfschüttelnd, ist für so viele Fahrzeuge kein Platz. Sie bewundert ausgiebig die orange und rot aufleuchtenden Rücklichter der anderen Autos, deren geschwungene moderne Form sie noch nie gesehen hat. Sie zählt Etagen, staunt über die Farben der Häuser, beurteilt Baugerüste, bis wir um die Ecke biegen und sie die dunklen Metallbalkone, die aus unserem Wohnhaus ragen, erkennt. Seit neuestem übernachtet meine Mutter hin und wieder bei uns. Sie will zwar jedes Mal doch lieber nach Hause, aber ich lasse sie einfach nicht gehen, bitte sie darum, mir zu helfen, die Wäsche aufzuhängen, mache ihr das Bett und sie bleibt. Sie zupft ewig an der Wäsche herum, zieht die Kanten gerade, bis alles symmetrisch und optimal platzsparend auf dem Wäscheständer hängt. Wenn meine Mutter im Sofakissen ein kleines Loch entdeckt, bringe ich ihr Nadel und Faden, Aki, kannst du mir mal helfen, fragt sie mich, und ich fädle für sie den Faden durchs Nadelöhr. Meine Mutter sitzt lange und zufrieden mit ihrer Handarbeit in unserem Schaukelstuhl, um mir am Ende ein äußerst seltsam oder unfertig repariertes Teil zurückzugeben. Früher stand ihr Nähzeug, ein runder Korb mit Henkel und einem gepolsterten Stoffdeckel, neben ihrem Fernsehsessel, ich mochte die farbigen Filzreste, Knöpfe und Garnrollen und ich mochte die Ruhe, die meine Mutter bei der Handarbeit ausstrahlte. Meinen Lieblingsschal besserte sie aus, indem sie das Loch darin ließ und nur dessen Rand säumte, damit es nicht größer wurde. Wenn wir Flecken in unserer Kleidung hatten, die nicht mehr herausgingen, bestickte sie sie mit hübschen kleinen Motiven. Aus weißer Spitze nähte sie mir zu Fasching ein wunderschönes Tanzkleid mit wallendem Tüllrock, befestigte für mein Clownskostüm in stundenlanger Arbeit unzählige Kreise aus buntem Filz auf einer schwarzen Cord-Latzhose. Mein Bruder Kenta bekam Batman-Ohren aus dunkelgrauem Wollstoff, ein Rest vom Kürzen einer Winterhose.

Mit den Kindern sitzen wir im Schneidersitz auf dem Teppich und legen gemeinsam Wäsche zusammen. Meine Mutter hält unsere zerknitterten Geschirrtücher hoch und sagt stirnrunzelnd, die müsse man doch bügeln, und ich antworte, wir bügeln nichts. Sie fragt, wie soll ich das nur falten, und ich antworte, wie du willst, falte es irgendwie. Während ich eine ganze Maschinenladung Kinderkleidung in Stapeln neben mir liegen habe, hat sie zwei dieser Handtücher geschafft, aber sie hilft mir bei der Arbeit und es ist schön, eine gemeinsame Tätigkeit zu haben. Ich kann sanfter sein zu meiner Mutter, sobald sie etwas für mich tut, es kann etwas ganz Kleines sein.

# OTETE

Durch den Türspalt zum Wohnzimmer sehe ich meine Mutter. Sie sitzt auf dem Sofa, die Beine angezogen, die Hände vor ihrem Gesicht. Ich stehe lautlos im Flur, aber sie bemerkt mich und ruft nach mir. Sie fragt, ob ich mich nicht ein bisschen zu ihr setzen könne, aber ich sage nein, ich will nicht zu ihr ins Zimmer gehen. Ich will, dass sie mit offenen Augen in die Welt blickt. Wenn sie in der U-Bahn die Hände vors Gesicht nimmt, ziehe ich an ihren Ellenbogen. Oft sagt meine Mutter, sie wolle doch nur die Augen ausruhen, sie würde sie mit den Händen wärmen, ihnen Energie geben, aber für mich sieht es trotzdem aus, als weinte sie. Wenn ich Schmerzen habe, fragt meine Mutter, wo genau es wehtut, und hält ihre Hände mit etwas Abstand vor die Stelle. Ich schaffe es nie, stillzuhalten, rasch laufe ich in ein anderes Zimmer. Ich bekomme niemals Medikamente von meiner Mutter, sie hat eine starke Abneigung dagegen und ich habe nie die Windpocken oder andere ernste Kinderkrankheiten. Das Einzige, was meine Mutter benutzt, ist eine japanische Mentholsalbe. Egal mit welchem kleinen Leiden ich zu ihr komme, blauen Flecken, Mückenstichen, Kopfschmerzen, jedes Mal holt sie die runde Dose mit der Abbildung eines puppenähnlichen westlichen Mädchens darauf hervor, in Kittel, ein Krankenschwesterhäubchen auf dem Lockenkopf. Während ich den Geruch der Salbe tief einatme und meine Mutter mich damit einreibt, singt sie leise den japanischen Werbejingle, *Mentholetam areba, itsudemo anshin*. Wenn man Mentholetam hat, kann man immer beruhigt sein, verstehe ich und bin beruhigt.

Das Kanji »kyū« bedeutet retten, sagt meine Mutter, und im Schriftzeichen »sei« stecke das Leben. Wenn sie über meine Großmutter spricht, geht es immer um Sekai Kyūsei Kyō. Yasuko gehört dieser religiösen Gruppe an, sie praktiziert Jōrei, das heilende Licht. Medikamente gelten als Gift. Wenn wir in Japan sind, beschwert sich mein Onkel Masayuki bei meiner Mutter, weil Yasuko ihre Witwenrente in diese Gemeinschaft steckt, anstatt sich an den Haushaltskosten zu beteiligen. Sie geht regelmäßig zu den Treffen der Gruppe, nie sieht sie gepflegter aus, als wenn sie dafür das Haus verlässt. In ihrem Zimmer hängt eine gerahmte Abbildung, sie zeigt den »Meister des Lichts«. Seinen Schutz, das Omamori, legt Yasuko auch beim Schlafen nicht ab.

Das Omamori meiner Mutter ist ein unscheinbarer runder Anhänger aus Messing, er ist ungefähr so groß wie ein Fünfmarkstück und hat ein geometrisches Muster. Dieser Talisman verleiht seiner Trägerin Heilkraft, man kann sich selbst und andere damit heilen. Meinem Vater konnte sie damit leider nicht helfen, sagt meine Mutter und hat plötzlich einen abwesenden Ausdruck im Gesicht. Sie erzählt mir, wie sie als Kind mit Yasuko zu den monatlichen Zusammenkünften der Sekte ging. In einem kleinen Zimmer versammelten sich die Hilfsbedürftigen, hintereinander in einer Reihe auf dem Boden kniend. Vorne saß ein vom »Meister des Lichts« ausgebildeter Heiler und sandte mit der geöffneten Handfläche reinigende Energie durch alle hindurch. Die Ältesten durften in der Nähe der Quelle sitzen, meine Mutter saß ganz hinten und fragte sich, von was sie gereinigt werden müsse. Mit den anderen Kindern fuhr sie aufs Land, das Stammhaus der Gruppe war einfach gebaut, die Nächte waren kalt, tagelang paukte sie die Grundsätze der Gemeinschaft, in den Pausen verrichtete sie Arbeiten im Garten. Vom Oberhaupt der Sekte kannte sie nur die Abbildung aus Yasukos Zimmer, bis er eines Tages zu Besuch kam und für sie das Wort

»Hikari« auf ein Stück feines Papier schrieb. Mit Herzklopfen nahm sie es entgegen, faltete es andächtig, wickelte es in eine Plastikfolie ein, damit es nicht riss. Sie trug dieses »Licht« an einer langen Kette um den Hals, unter ihrer Kleidung, möglichst nah am Körper. Sie trug das Omamori immer, hütete es wie einen Schatz.

In unserem Flur steht ein dreieckiges Holzregal in der Ecke. Meine Mutter bewahrt dort ihren Geldbeutel auf. Sie sitzt auf dem Sofa im Wohnzimmer, die Hände vor ihrem Gesicht. Als sie mich hört, erhebt sie sich und kommt in den Flur, fragt, ob ich etwas Geld brauche für den Nachmittag, eine Freundin wartet auf mich, wir wollen auf den Jahrmarkt in der Ami-Siedlung. Erst will ich den Zwanzigmarkschein nicht annehmen, im Geldbeutel meiner Mutter sind immer nur wenige Scheine, nicht ganze Bündel wie bei meinen deutschen Großeltern. Ich bilde mir ein, es sei ein großes Opfer für sie, mir den Schein zu geben, und ich möchte sie nicht allein auf dem Sofa im Wohnzimmer sitzen lassen. Auf dem Jahrmarkt fahre ich mit meiner Freundin Kettenkarussell, fliege höher und schneller. Der Wind weht mir die Haare aus dem Gesicht und es kribbelt in meinem Bauch. Die Schwere in mir lässt langsam nach, so als habe das Kreisen in der Luft sie außer Kraft gesetzt. Aus dem Geld ist ein Zeichen geworden, für die Liebe meiner Mutter.

Zweimal die Woche geht meine Mutter abends zur Chorprobe und lässt mich mit meinem großen Bruder allein. Ich will sie nicht gehen lassen, blockiere die Wohnungstür, behaupte, dass Kenta gemein zu mir sei, wenn sie geht. Die Kirche ist nur wenige hundert Meter von unserer Wohnung entfernt, aber ich starre aus dem Fenster in die Dunkelheit und zähle, wie oft die Ampel von Grün auf Rot und von Rot auf Grün schaltet. Erst wenn ich in der Stille die Schritte meiner Mutter auf dem Pflaster näher kommen höre, ihr Innehalten an der Eingangstür unten, dann das Geräusch des Schlüssels, kann ich mich schlafen legen. Das Singen ist eine Gabe meiner Mutter, die Schwere in ihr verschwindet dann für kurze Zeit. Wenn sie in ein Konzert geht oder selbst einen Auftritt hat, trägt sie einen langen schwarzen Rock, eine weiße Bluse mit Rüschenkragen, schwarze Lackschuhe. Ich mag es, wenn sie sich vor dem runden Spiegel im Flur die Lippen nachzieht und Rouge aufträgt, und ich mag es, auf der harten Kirchenbank zu sitzen und ihr zuzusehen, wie sie in einer Reihe mit den anderen eleganten Menschen heraustritt und sich aufstellt. Ich beobachte, wie ihr Mund sich immer wieder öffnet und schließt. Und wie die Arme des Dirigenten dazu auf und ab hüpfen. Meine Mutter kennt eine unglaubliche Anzahl an Liedern auswendig: japanische, deutsche und englische. In allen möglichen Situationen fällt ihr eines ein und sie stimmt es an. Wenn sie bei der Hausarbeit oder an der Bushaltestelle singt, weiß ich, es ist alles in Ordnung.

Jedes zweite Wochenende verbringen Kenta und ich bei unserem Vater. Einmal ist eine Frau dort, ich verstehe nicht, warum sie da ist, und warte darauf, dass sie endlich geht, draußen wird es schon dunkel. Ich flüstere meinem Vater ins Ohr, dass sie nicht bei uns übernachten soll. Er steht auf, um das Fenster zu kippen. Ich weiche ihm nicht von der Seite und wiederhole meine Worte wieder und wieder, bis die Frau sich ohne sein Zutun von uns verabschiedet.

Mein Vater steht im Flur und ruft nach mir, ich sitze im Kinderzimmer auf unserem dicken Teppich mit dem breiten Rand aus dunkelbrauner Wolle und stecke mir einen Legostein in die Nase. Er verschwindet in ihr und ich erschrecke, aber wir müssen zum Bahnhof, wir fahren unsere deutschen Großeltern besuchen. Ich umarme meine Mutter zum Abschied und frage mich, was sie so lange machen wird, ohne uns. Am Bahnhof bekommen Kenta und ich eine Zeitschrift und später im Zugrestaurant eine Bockwurst. Während die Schienen uns immer mehr von unserer Mutter und der Welt, in der wir mit ihr leben, entfernen, bleibt ein Teil von mir immer bei ihr. Ich male mir aus, was der Legostein in meinem Körper anrichten wird.

Mein Großvater holt uns am Bahnhof ab, schon von weitem sehe ich ihn vor seinem dunkelblauen eckigen Mercedes stehen, Ludwig hält sich aufrecht und sieht dadurch noch größer aus, als er ohnehin ist, er trägt Anzug und Krawatte. Vor dem Haus meiner Großeltern angekommen, öffne ich das weiße Metallgittertor und laufe die breite Einfahrt hinab, mein Schritt auf den rötlichen Steinplatten wird durch die Neigung beschleunigt. Unten geht schon die Haustür auf und meine Großmutter Gesine tritt heraus und winkt. Durch die milchige Glasscheibe hindurch schimmert der Umriss des massiven Sockels, auf dem im Eingangsbereich eine dunkle Keramik thront. Sie sieht aus wie eine riesige aufgerichtete Raupe. Achtlos lasse ich zu ihren Füßen mein Gepäck auf den Boden fallen, ziehe rasch die Schuhe aus, werfe meine Jacke auf meine Tasche. Meine Tante Anne und ihre Kinder sind schon da und wollen begrüßt werden. Wenn ich meine Sachen später dort liegen sehe, merke ich, mein Chaos passt nicht zu den akkuraten Linien dieses Hauses. Der Boden im Eingangsbereich und den weitläufigen Fluren ist aus großen rechteckigen hellgrauen und weißlichen Steinplatten, glatt und kühl. Rasch trage ich meine Sachen ins Grüne Zimmer. Dort sind die Wände mit grüner Seide bespannt, passend zu den Vorhängen und dem französischen Bett, wie Gesine es nennt. Hier schlafen meine Cousine und ich. Zwei dunkelblaue eckige Ledersessel stehen unter dem Fenster an einem Glastischchen. Wir verstreuen unsere Kleidung auf dem Teppichboden und lümmeln in den eleganten Sesseln, lassen die Beine quer über die Armlehne baumeln. Mein Cousin, der mit meinem Bruder in einem Zimmer schläft, ist oft gemein zu mir. Ich weine deshalb bitterlich im Grünen Zimmer. Meine Tante hört es und kommt, um mich zu trösten. Im großen Haus meiner Großeltern muss man laut und lange weinen, bis endlich jemand kommt.

Unter ihren Blusen, Röcken und Kleidern trägt Gesine einen hautfarbenen engen Body, der ihren Körper in Form bringt. Fasziniert beobachte ich sie durch den Türspalt zu ihrem Schlafzimmer dabei, wie sie sich nach ihrer morgendlichen Schwimmeinheit in dieses Ding hineinzwängt. Sie bemerkt mich und sagt nur, Älterwerden ist kein Zuckerschlecken. Trotz Body ist Gesine ein wenig rundlich, ihr kinnlanges Haar ist schon grau. Wenn sie zum Schlafen in eines ihrer langen geblümten Nachthemden schlüpft, fühlt sich ihr Körper darin ungewohnt weich an. Ihre Pullover verstaut Gesine einzeln in Plastikhüllen verpackt im Schrank, wegen der Motten, erklärt sie mir, die lieben Kaschmir. Wenn Gäste kommen oder sie mit Ludwig zu einer Abendeinladung geht, holt sie ein elegantes Kostüm aus dem Schrank, sucht dazu ein passendes Seidentuch heraus, zu den schlichten meist hellgrauen Röcken für zu Hause trägt sie Blusen und Strickjacken in Zitronengelb, Violett, Hellblau, dazu dunkle Lederschuhe mit flachen Absätzen, auch im Haus. Man hört sie auf dem Steinboden klappern, wenn sie den langen Flur entlangläuft.

Wenn wir das Auto nehmen, Gesine fährt einen blauen Mercedes so wie ihr Mann, holt sie die schwarze rechteckige Lederhandtasche mit der glänzenden metallenen Schnalle aus dem Schrank, wo auch die Pässe, Schlüssel und Geldbörsen aufbewahrt werden. Die Schnalle schnappt laut zu. Die Tasche baumelt an einer kurzen Schlaufe an Gesines Handgelenk, sie umgreift sie fest, wie eine Waffe. Im Städtchen werden wir überall mit Namen begrüßt. Wenn wir außerhalb der Öffnungszeiten in einen ihrer Lieblingsläden wollen, ruft Gesine die Inhaberin an. Gesine zeigt auf die Kleidungsstücke, die ihr gefallen, und sie werden mir in meiner Größe in die Umkleide gereicht. Es geht alles sehr schnell und schon sitzen wir wieder im Auto, die große Papiertüte trage ich an ihren Henkeln aus rosa Stoff stolz ins Haus. Meinem Großvater Ludwig führe ich später meine neuen Sachen vor, er sitzt im Opasessel und sieht kurz von seiner Zeitung auf.

Der Opasessel ist ein sogenannter Ohrensessel, er könne darin besonders gut hören, sagt Ludwig und zwinkert mir zu, der Sessel ist aus braunem Leder, dazu gehört ein passender runder Polsterhocker für die Füße. Im Opasessel, der im Wohnzimmer steht, in der Ecke neben dem Kamin, in dem nie ein Feuer brennt, sitzt Ludwig und hört klassische Musik, seine Plattensammlung füllt viele Meter im Regal, er zeigt mir die farbigen Punkte, mit denen er seine Platten markiert, die roten seien für die Sinfonien und die blauen für die Streichquartette, sagt er. Wenn er eine Passage besonders mag, dreht er die Lautstärke hoch und bewegt die Arme wie ein Dirigent, er singt mit tiefer Stimme pampampam. Gesine schimpft und schiebt die breite Schiebetür zum Esszimmer zu. Widerwillig stellt Ludwig leiser und holt sich ein Stück Schweizer Schokolade. Er nascht gern, zum Kaffee am Nachmittag gibt es immer etwas aus dem Schränkchen, Kekse in durchsichtigen Tüten, die mit roten Schleifen zusammengebunden sind, oder in goldschimmernde Folie eingewickeltes Marzipan. Bei schönem Wetter wird der Kaffee auf der Terrasse serviert, sonst im Wohnzimmer, auf einem rechteckigen Steintisch mit geschwungenen Metallfüßen. Gesine und Ludwig sitzen auf einem zierlichen Ledersofa oder den dazu passenden Ledersesseln.

Fürs Schuhekaufen ist mein Großvater zuständig. Ich mag es, in seinen Wagen zu steigen und mit ihm ins Städtchen zu fahren. Er wählt mit Kennermiene die Schuhe für mich aus, prüft sie ausgiebig auf ihre Qualität. Ich möchte lieber rote Lack-Ballerinas mit schmalen Riemchen haben, aber für ihn müssen es richtige Lederschuhe sein. Zum Geburtstag wünscht Ludwig sich von mir, dass ich mir die Haare ordentlich kämme. Zu Hause begutachten die großen Mädchen im Turnverein meine Sachen. Sie nehmen in der Umkleidekabine meine Jacken und Kleider vom Garderobenhaken und lesen die Namen der Marken laut vor: Oilily, Chevignon, Princess goes Hollywood. Aki weiß gar nicht, was sie da trägt, sagen sie.

Am Nachmittag erkunden Kenta und ich unser Viertel, treiben uns auf dem Spielplatz oder im Park herum. Meinen Schlüssel trage ich an einem roten Spiralgummianhänger mit Karabinerhaken an der Gürtelschlaufe meiner Hose, die anderen Kinder haben so etwas nicht. Wir gehen allein zur Schule, wir müssen nur ein Stück Richtung Kirche laufen, dann über den Zebrastreifen. Wenn Kenta und ich von der Schule nach Hause kommen, ist unsere Mutter immer da und kocht für uns. Es fühlt sich seltsam an, wenn sie nicht da ist, weil sie im Supermarkt etwas besorgen muss. Unsere Wohnung ist mir nur vertraut, wenn sie darin ist. Ihre Spaghetti Meat sauce schmecken einer Mitschülerin von mir so gut, dass sie noch Jahre später von ihnen spricht. Das macht mich stolz. Lange denke ich, meine Mutter meint mit Meat sauce »mit Soß«, aber es ist der japanische Name für Bolognese. In aufwändiger Handarbeit macht sie für uns Gyōza, mit dem Löffel setzt sie einen Klecks Hackfleisch auf die kleinen runden Teigblättchen, wischt zum Verkleben mit ihrem nassen Zeigefinger über den Rand, faltet sie kunstvoll. Wenn ich es versuche, stehen meine Teigtaschen zerquetscht neben ihren auf dem mit Mehl eingestäubten Brett. Die Gyōza werden genau abgezählt, damit es gerecht ist. Meine Mutter macht rechteckige Omeletts mit kleinen rot gefärbten Ingwerstückchen darin. Sie brät dafür in der Pfanne das gerührte Ei nach und nach in dünnen Schichten und wickelt es zusammen, sodass am Ende ein Barren entsteht, den sie in Streifen geschnitten serviert. Besonders liebe ich das in Sojasoße und Ingwersaft über Nacht eingelegte dünn geschnittene Fleisch, sie wendet es in einem ganz feinen Mehl vor dem Braten. Als Beilage gibt es immer Reis und Misosuppe mit mariniertem Rettich oder anderem eingelegten Gemüse. In den Biergarten nimmt meine Mutter unsere Beilagen in einer Obentōbako mit, sie umwickelt die drei übereinanderliegenden eckigen Kästen aus lackiertem Holz mit einem Furoshiki, der Knoten dient als Griff zum Tragen. Mit Stäbchen isst sie den Steckerlfisch dann auf ihre eigene Art. Mich ärgert das dumme Lächeln der Leute, ich weiß nicht, ob meine Mutter nur so tut oder ob sie die Blicke wirklich nicht bemerkt.

Mit meiner Mutter fahre ich in die Stadt. Auf dem Weg zur Bushaltestelle ruft uns eine Gruppe Kinder Ching Chang Chong hinterher und ich fauche zurück, wir seien nicht aus China. Meine Mutter sagt nichts. Im Laden wird sie auf Englisch angesprochen und ich antworte, man könne ruhig Deutsch mit uns sprechen, wir seien keine Touristen. Im Kaufhaus sehe ich ein rechteckiges rosafarbenes Kästchen, darin eine kleine Schere, Kleber und Lineal, alles in dem gleichen Rosa. Meine Mutter will es mir nicht kaufen, aber ich muss es haben und stecke es ein. Als meine Mutter es in der U-Bahn unter meinem Pullover entdeckt, schimpft sie mich vor allen Leuten aus und wir fahren zurück, um meine Beute zu bezahlen.

Einmal kommen wir aus der Stadt und meine Mutter hat plötzlich Mühe zu laufen, sie hat einen Hexenschuss. Beim U-Bahn-Ausgang bittet sie mich auf der Treppe, sie von hinten zu schieben, so habe sie weniger Schmerzen. Stattdessen laufe ich ein paar Stufen vor, meine Mutter bleibt unten stehen und sieht mich verärgert an. Ich hasse sie in diesem Augenblick, ich bin mir sicher, alle starren uns an.

In Rekordzeit macht meine Großmutter Gesine eine lange Tafel zurecht, mit allen Schikanen. Sie wirft die steifen, rechteckig gefalteten Tischdecken entschlossen in die Luft, genau mit dem richtigen Maß an Schwung, sodass sich der Stoff im Flug aufspannt und in der richtigen Position auf dem langen Tisch landet. Zuerst die dickere weiße Unterdecke, die Flecken aufsaugt, dann eine aus feinerem Stoff, Leinen in Waldgrün, Zitronengelb oder Himbeerrot. Ich versuche mit der Hand die Linien, die von der Faltung bleiben, glattzustreichen, sie sollen verschwinden, und wundere mich gleichzeitig darüber, wie sauber der Stoff ist, die Bratensoße hat über die Jahre nirgendwo bleibende Flecken hinterlassen. Die Regeln bei Tisch atmen wir von klein auf ein: die Stoffserviette, die bestickt ist mit den verschlungenen Initialen meiner Großeltern, aus dem gravierten Silberring nehmen und auf den Schoß legen, einen guten Appetit wünschen und erst mit dem Essen beginnen, wenn alle etwas haben. Die Servietten sind so glatt und hübsch, dass ich es schade finde, sie zu verwenden, nach dem Essen bleiben sie wie zerstört zurück. Das große geschwungene Silber liegt mir schwer in der Hand, erneut blicken mich die Initialen meiner Großeltern an. Aki, Kenta, heute seid ihr mit dem Abwasch dran, sagt mein Vater und geht schon mal vor in die Küche. Kommt jetzt bitte abtrocknen, ruft er etwas später, weil wir immer noch nicht da sind. Widerwillig nehme ich mir ein Geschirrtuch und überlege, während ich die Silbermesser poliere, ob ich meinen Großvater Ludwig jemals in der Küche gesehen habe. Die Silbermesser, wurde uns eingebläut, dürfen auf gar keinen Fall in die Spülmaschine. Das Silber wird in einer Kommode aus Kirschholz im Esszimmer aufbewahrt, in niedrigen, mit dunkelgrünem Samt ausgekleideten Schubladen. Ordentlich sortiere ich das Besteck in die für sie vorgesehenen Rillen ein. Die Messer sehen aus wie kleine Soldaten. Wenn ich lange bei meinen deutschen Großeltern bin, kommt mir das normale Besteck in der Küchenschublade meiner Mutter danach lächerlich leicht und unwürdig vor.

*

Als ich meine Großmutter Yasuko das letzte Mal gesehen habe, vor über sechs Jahren, saß sie an einem großen Tisch, um sie herum viele andere uralte Menschen. Yasuko blickte auf, als wir kamen, lächelte mich an, mit ihrem zahnlosen Mund. Um den Hals trug sie ihr Omamori. Akemi hatte sie auf unsere Begegnung vorbereitet, ihr Fotos von uns gezeigt. Yasuko wusste, dass ich ihre Enkelin aus Deutschland war mit ihrem kleinen Urenkel auf dem Arm. Sie war noch schwerhöriger geworden und ich musste laut sprechen, damit sie mich verstand, ich wusste nicht so recht, was ich sagen sollte, in meinem nicht mitgewachsenen Japanisch. Alle bestaunten uns. Yasuko teilte sich ein kleines Zimmer mit drei anderen Frauen. Sie war froh darüber, allein wollte sie nicht sein. Sie saß im Rollstuhl und verließ das Heim nie, ihre Welt bestand aus nur zwei Räumen. Als wir Yasuko wenige Tage später erneut im Heim besuchen wollten, ergriff mich in ihrem alten vertrauten Zimmer über der Stiege eine so große Schwermut, dass ich am liebsten ins Flugzeug gestiegen und nach Hause geflogen wäre, zu Felix. Ich musste heftig weinen, legte mich zu meinem kleinen Sohn und verschlief mit ihm den Nachmittag. Am nächsten Tag sagte meine Großmutter, sie habe auf uns gewartet, und ich schämte mich, dass wir ihr nicht einmal abgesagt hatten. Beim Abschied stand ich vor ihr und wusste nicht, ob wir uns jemals wiedersehen würden.

Meine Mutter verbringt ihr Leben mittlerweile fast ausschließlich ruhend, die Hände vor dem Gesicht, ihr Omamori um den Hals. Sie schläft und schläft und liegt und liegt, ihr Tag beginnt einfach nicht. Sie isst kein Frühstück mehr, macht sich allein nicht einmal mehr einen heißen Tee. Um etwas Abwechslung vom Bett zu haben, legt sie sich tagsüber auf den Boden, auf ein paar zusammengeschobene Zabuton. Sie steht erst auf, wenn sie runter in den Speiseraum zum Mittagessen muss, es ist, wenn sie nicht bei uns oder mit Kenta im Restaurant zu Abend isst, ihre einzige richtige Mahlzeit am Tag. Es rührt mich, dass sie sich noch nie über das Kantinenessen beschwert hat. Nach dem Essen legt sie sich wieder hin, um auszuruhen. Ihre beste Zeit hat meine Mutter am Abend. Sie liegt dann im Bett oder sitzt in einem kleinen Ohrensessel und liest, manchmal bis zwei Uhr morgens. Auf dem Boden neben ihrem Bett stapeln sich die Bücher, sie klemmen in der Ritze zwischen Matratze und Wand, meine Mutter liegt und schläft direkt an ihrer Seite. Manchmal, wenn ich sie spätabends mit schlechtem Gewissen anrufe, weil ich es nicht geschafft habe, sie zu holen, sagt sie, Aki, ich möchte heute gar nicht mehr raus, ich lese gerade. Wenn ich ihr Bücher auf Japanisch besorge, fragt sie, warum ich das gekauft habe, sie könne doch genauso gut auf Deutsch lesen. Und es stimmt, dass sie sogar japanische Autoren wie Haruki Murakami oder Banana Yoshimoto immer auf Deutsch gelesen hat. Sie lebt schon so lange in Deutschland, dass sie auf Japanisch viele Ausdrücke nicht mehr richtig weiß. Oft muss sie lange überlegen, wenn ich sie nach einem Wort frage. Windel heiße Oshime, sagte sie mir vor meiner Reise nach Japan mit meinem kleinen Sohn, und als ich in einem Laden danach fragte, wurde ich belächelt. Oshime sind die alten Stoffwindeln.

Deine Mutter führt das Leben einer Katze, Aki, sagt Felix, es geht ihr dabei vermutlich nicht so schlecht, wie du immer glaubst.

Der Arzt befragt meine Mutter zu ihrer Gesundheit und den Krankheiten in ihrer Familie. Ich sitze schweigend daneben und bete, dass er nicht merkt, wie vergesslich sie bereits ist. Als er fragt, wie viele Kinder sie habe, hält meine Mutter länger inne, bevor sie antwortet, zwei. Das Gespräch geht über Japan, und ich komme aus dem Staunen nicht heraus, wie lange und gut meine Mutter sich ganz ohne mein Zutun unterhalten kann. Mit keiner Silbe erwähnt sie, wie kraftlos und inaktiv sie ihre Tage verbringt, ganz im Gegenteil gratuliert der Arzt ihr am Ende zu ihrer guten Gesundheit, keine Operationen, keine Schmerzen, das sei doch bemerkenswert, nur ein bisschen mehr Bewegung verordnet er ihr. Als wir wieder auf der Straße stehen, fragt meine Mutter, das unterschriebene und gestempelte Dokument in der Hand, was eine Patientenverfügung denn überhaupt sei, und als wir zu Hause ankommen, hat sie den Besuch beim Arzt schon ganz vergessen. Als ich meiner Freundin Vera davon erzähle, wie seltsam es für mich war, meine Mutter so viel reden zu hören, lacht sie und sagt, deine Mutter hat bei mir früher auch immer geplappert wie ein Wasserfall.

Wenn ich meine Mutter im Wohnstift besuche, ziehe ich unauffällig die Schubladen ihres Sekretärs auf, blättere im Vorbeigehen einen Stapel Papiere durch, in der Hoffnung, auf einen Brief meiner Großmutter zu stoßen. Aki, was machst du da, koch uns doch mal einen Tee, ich habe Durst. Woher soll ich wissen, wo die sind, ich weiß nicht, ob meine Mutter mir überhaupt geschrieben hat, wehrt sie meine Frage nach Yasukos Briefen ab. Bei meinem nächsten Besuch liegt ein Brief, den ich noch nie gesehen habe, auf dem Teppich neben ihrem Bett, in einem rotblau umrandeten Umschlag mit dem Aufkleber für Luftpost darauf. Der Brief ist auf Englisch und neun Seiten lang. Meine Mutter erinnert sich nicht an die Absenderin, aber als ich den

Namen lese, weiß ich, es muss die deutsche Studentin aus dem Reisebus sein, mit der meine Mutter sich als junge Frau angefreundet hat.

Mit dem Jugendherbergswerk unternahm meine Mutter eine Europareise. Als Lehrerin musste sie dafür ihren gesamten Jahresurlaub nehmen und Dienste mit ihren Kolleginnen tauschen. Alles war bis ins kleinste Detail durchorganisiert und vor allem war es günstig. Mit ihr machten sich zweihundert Japaner auf in die Fremde. In vier Bussen mit je fünfzig Reisenden und einem Reiseführer besuchten sie in drei Wochen acht europäische Länder. In jedem Bus waren fünf Deutsche dabei. Meine Mutter ging jeden Abend mit einigen Japanern und diesen Deutschen aus, es war Sommer und sie trieben sich herum, kamen nie vor Mitternacht zurück in die Jugendherberge. Sie erlebte eine Freiheit, die sie nicht kannte, und lernte die Schönheit der europäischen Städte kennen, Paris, Madrid, Rom, Kopenhagen und Berlin. Die Gruppe musste jeden Tag sehr früh raus, um den strikten Reiseplan einzuhalten. Der japanische Reiseleiter stand mit böser Miene vor den Herbergen, wenn sie nachts zurückkamen. Meiner Mutter gefiel es, dass die Deutschen sich davon nicht beeindrucken ließen, sie seien erwachsen und würden selbst entscheiden, wann und wie viel sie schliefen, sagten sie. Das frühe Aufstehen war für meine Mutter kein Problem. Sie war so glücklich und brauchte nicht viel Schlaf. Sie verliebte sich in einen der Mitreisenden, Ernst Müller, und freundete sich mit einer jungen Frau aus der Gruppe an, Irene Wiesenfeld. Nach der Reise schrieben sie sich lange Briefe. Als meine Mutter den Plan fasste, ganz allein Japan zu verlassen, sprach sie mit niemandem darüber. Sie lernte wie besessen, ging an zwei Tagen abends direkt nach der Arbeit ins Goethe-Institut und sonntags zu einer Doppelstunde Englisch. Sie kam fast nur zum Schlafen nach Hause. Zwei Jahre hielt sie das durch, dann schrieb sie ihrer Brieffreundin Irene, sie wolle nach Deutschland kommen, um dort zu leben. Aber von der jungen Frau kam keine Antwort. Es kam eine Postkarte von deren Mutter, auf der geschrieben stand, she died. Zwei Monate hat meine Mutter bei dieser Frau, die ihre Tochter verloren hatte, in Hildesheim gelebt. Es war Frühling und sie verbrachten viel Zeit im Wochenendhäuschen der Familie, machten zusammen Gartenarbeit. In einem weißen Käfer fuhr Irenes Mutter meine Mutter durch den Schwarzwald, von Wasserfall zu Wasserfall. Ernst war Kunstlehrer an einem Gymnasium in Stuttgart. Meine Mutter übernachtete auch bei ihm und kochte Japanisch für ihn und seine Familie. Aber es passierte nichts zwischen ihnen, sie spürte, dass er sie nicht wollte. Ernsts Mutter nähte ihr ein rosafarbenes Kleid, aber sie trug es nie, weil es nicht gut saß.

Aki, hast du eine neue Bluse an? Die habe ich noch nie gesehen, sagt meine Mutter, und ich weiß mal wieder nicht, ob ich ehrlich antworten oder ihre Frage einfach bejahen soll. Wer hat dir diesen langen Brief geschickt, Aki? Mama, das ist ein über fünfzig Jahre alter Brief, an dich, er ist von Irene, sie war mit ein Grund für deine Entscheidung, nach Deutschland auszuwandern. Hör mal, was sie schreibt.

*Dear Keiko, I am writing on yellow paper remembering that yellow is your favourite color! When I look at the pictures we have made and especially when I listen to the recording of us two singing Haruno in two voices, you remember in front of the youth hostel in Rome where we could absolutely not sing because either the noise of the cars or some Italians disturbed us and the tape recorder did not record very well, I have a very friendly and dear souvenir of our trip. I want to come to Japan next year, then I will see you again. Do you think it might be possible for you to come to Europe once again? I have a splendid idea, we can meet in the middle, so it would not be too expensive for each of us, that would be somewhere in the Soviet Union or in India, what do you think?*

Erwartungsvoll sehe ich meine Mutter an, aber sie steht auf und geht Richtung Badezimmer, als ginge sie das gar nichts an. Mein Englisch war gar nicht so schlecht früher, sagt sie und verriegelt die Tür. Den Brief lasse ich in meine Tasche gleiten. Zu gern würde ich wissen, wo meine Mutter diesen Brief ausgegraben hat, was in ihrem Kopf vorgeht, in den vielen Stunden, die sie allein in diesen Zimmern verbringt und anscheinend alte Briefe liest, ohne sich richtig an ihr Leben zu erinnern. Ich frage mich, ob sich aus den Puzzleteilen, die sie entdeckt, zumindest für einen Moment eine Erinnerung zusammensetzt, bis sie sich etwas anderem zuwendet und ihre Geschichte wieder in alle Himmelsrichtungen auseinanderfliegt.

# HIME

Meine Mutter isst gern Grapefruit. Sie schält uns die Schnitze in geduldiger Arbeit, bis nur das saftige Fruchtfleisch übrig bleibt. Besonders gefällt mir, wie sie Äpfel für uns schält, vom Stiel ausgehend, rundherum im Kreis, bis am Ende die Schale in einem langen Band bis zum Boden herunterhängt. Es reißt nie ab. Trauben zuzelt meine Mutter aus und spuckt Haut und Kerne auf einen kleinen Teller. Sie sieht mich irritiert an, wenn ich eine Mandarine mit der dünnen durchsichtigen Hülle esse. Im Sommer dürfen Kenta und ich Calpis trinken, man verdünnt die milchige Flüssigkeit mit kaltem Wasser und bekommt ein schneeweiß leuchtendes und pappsüßes Getränk. An heißen Tagen gibt es Sōmen, wir tunken die dünnen Nudeln in eine kalte Soße mit geriebenem Ingwer, dazu schneidet meine Mutter Gurke, Radieschen und gekochten Schinken in hauchdünne Streifen. Ramen und Udon gibt es natürlich ständig. Wenn Kenta oder ich krank sind, kocht unsere Mutter Okayu mit Umeboshi für uns, die in Salz eingelegten Pflaumen schwimmen im Reisbrei und schmecken so sauer, dass wir schnell gesund werden. Wir essen unsere Schalen bis auf das letzte Reiskorn leer, Verschwendung ist unserer Mutter zuwider, mottainai, sagt sie ständig.

Gesine steht im Grünen Zimmer und zieht die Vorhänge auf. Der Platz neben mir ist schon leer, meine Cousine fährt morgens mit Besorgungen machen. Schnell ziehe ich mir die Decke über den Kopf und warte sehnsüchtig darauf, dass sich das Klackern von Gesines Absätzen entfernt und die schwere Haustür ins

Schloss fällt. Als ich Stunden später erwache, sind die Geräusche im Haus verstummt und die verheißungsvollen Einkäufe längst verstaut. Ich laufe ins Esszimmer, wo der Frühstückstisch verwaist ist, der Tee kalt, die Tischdecke voller Krümel, die Tassen haben runde Abdrücke auf ihr hinterlassen, ein Klecks Marmelade klebt auf einem Serviettenring, die Butter ist wieder in den Kühlschrank gestellt worden. Kenta taucht kurz nach mir aus seinem Zimmer auf. Wir trinken nur von dem Tee und laufen dann schnell in den Garten, die anderen suchen, ohnehin gibt es bald schon Mittagessen. Mit dem Kochen beginnt Gesine am frühen Vormittag. Stundenlang schält sie mit den beiden Haushälterinnen Kartoffeln, Karotten und Spargel, wäscht Obst für das Kompott zum Nachtisch, putzt Salat für die große Familie. Wenn sie die Reine mit dem Rinderbraten aus dem Ofen holt und das Fleisch aufschneidet, herrscht eine konzentrierte Stille im Raum. Erst wenn jeder sein Stück auf dem Teller liegen hat und die geblümte Soßenkanne, die auf einem ovalen Unterteller mit dem gleichen hübschen Muster ruht, herumgereicht wird, entweicht langsam die Spannung aus der Luft. Gesine löst, bevor sie sich setzt, mit der immer wiederkehrenden Geste das Band hinter ihrem Rücken und legt ihre Schürze, die sie für die Arbeit in der Küche über Rock und Bluse trägt, auf das Fensterbrett. Ludwig rühmt jedes Mal Gesines Kochkünste und sie wiegelt ab, wäre aber gekränkt, wenn das Lob ausbliebe. Es gibt reichlich Beilagen: Rosenkohl, grüne Bohnen, Berge von Pfifferlingen und Bratkartoffeln, die köstlichsten Bandnudeln. Nie haben mir Nudeln irgendwo besser geschmeckt. Gesine schwenkt sie in einer verschwenderisch großen Menge zerlassener Butter. Das Essen wird in Porzellanschüsseln serviert, mit einem bauchigen Servierlöffel aus Silber darin. Mein Cousin kann Unmengen an Essen verschlingen und macht sich damit sehr beliebt. Auch wenn viel übrig bleibt, sagt Gesine, macht doch

Schluss, und leert die Schüsseln auf unsere Teller. Reste will sie nicht haben.

Gesine besitzt eine unglaubliche Vielzahl schöner Dinge. Wenn ich sage, Oma, das ist aber schön, schenkt sie es mir. Ich bin noch ein Grundschulkind und bekomme zwei Montblanc-Füller, die ich auf ihrem Schreibtisch entdecke. Sie ist gebürtige Schweizerin. Wenn Gesine ihren heiligen Mittagsschlaf hält, stöbere ich in ihren Sachen. Jeder Gegenstand im Haus scheint einen unverrückbaren Platz zu haben. Die Schubladen der Kommode im Flur, wo Gesine ihr Geschenkpapier und ganze Rollen feines Geschenkband aufbewahrt, sind so breit und schwer, dass ich sie allein kaum öffnen kann. In der Küche, in der vordersten von einer langen Reihe weiß lackierter Holzschubladen, hat Gesine ihren Geldbeutel für kleinere Ausgaben deponiert, er ist rot mit orangefarbenen Blumen. Ich möchte ihn haben und stehle regelmäßig ein paar Münzen daraus. In Gesines Schreibtischschubladen liegen hellrosa und hellblaue Karten mit passenden Umschlägen, innen mit Seidenpapier wattiert. Gesines Name ist in Goldschrift eingestanzt. Bei meinen Großeltern nehme ich dankbar an, was ich kriegen kann: Ketten, Ohrringe, Tücher und Döschen. Ich gebe die Sachen meiner Mutter, die sich darüber freut. Mit den vielen schönen Dingen will ich sie heilen. Wenn Kenta und ich unsere Großeltern besuchen, fragen sie immer, wie es denn unserer Mutter gehe. Wir sagen immer, was sie hören wollen: Es geht ihr gut.

Meine Mutter nimmt mich oft mit zu Tanzaufführungen, auch klassischen, aber vor allem zeitgenössischem Tanz. Als ich Ballerina werden will, geht sie mit mir zur Aufnahmeprüfung einer renommierten Ballettschule. Nach dem Vortanzen muss ich in der Garderobe warten, während die Erwachsenen sprechen. Das

Urteil bringt meine Mutter mir schonend bei, meine Haltung sei ganz gut, aber mein Spagat zu ungelenkig, und außerdem hätte ich Plattfüße, völlig ungeeignet für den Tanz auf der Spitze. Sie sagt, das Leben als Ballerina sei hart und man mache sich nur seine Füße kaputt. Auf dem Heimweg zur U-Bahn kauft sie mir eine Tüte saure Apfelringe, ich esse einen nach dem anderen, ihr intensiver Geschmack und das pausenlose Kauen beruhigen mich. Als wir zu Hause ankommen, will ich schon nicht mehr Ballerina werden.

Die meisten Mädchen aus meiner Klasse empfangen die heilige Kommunion und bekommen dafür hübsche weiße Kleider. Ich bin nicht getauft. Am Ende des Gottesdienstes stehe ich mit den anderen Kindern in der Reihe, um beim Pfarrer die Hostie entgegenzunehmen. Ich rücke vor, mein Herz klopft. Als ich endlich vorne stehe und meine geöffnete linke auf die rechte Hand lege, so wie ich es mir bei den anderen abgeguckt habe, verweigert der Pfarrer mir die Hostie und sagt, ich solle darüber mit meiner Mutter sprechen. Meine Mutter kauft mir eine ganze Packung Backoblaten. Ich esse sie alle auf, obwohl sie nach gar nichts schmecken.

Meine Mutter bringt aus Japan keinen Glauben mit, zumindest nicht so, dass ich irgendetwas davon bemerke. Weder betet sie, noch haben wir einen Schrein zu Hause. Sie spricht nie über Religion mit mir. Wenn wir in Japan sind, gehen wir nicht zum Beten in einen Tempel. Nur wenn wir Tempel wie Sehenswürdigkeiten besichtigen, legt sie die Hände aneinander, fächert sich den Weihrauch zu und wirft eine Münze in die Sammelstelle, so wie alle anderen es tun. Sie kauft mir ein Kettchen aus Metall, mit einem Glöckchen daran und einem ovalen Plättchen, mit dem Bild eines Wildschweins. Ich bin im Jahr des Inoshishi geboren, was mir nie gefallen hat.

Wenn meine Mutter uns zum Lachen bringen will, lässt sie ihre Augen ganz schnell im Kreis kullern, sie kann dabei sogar die Richtung wechseln, ich kann nie genug davon kriegen. Wenn sie böse wird, was selten vorkommt, legt sie die Stirn in Falten und haucht in ihre geballte Faust, als würde sie diese aufladen wollen, um uns damit zu hauen, aber es bleibt immer bei dieser Geste.

Einmal nerve ich Kenta so, dass er voller Wut gegen die Glastür unseres Badezimmers tritt. Das gerillte Glas zerspringt in tausend Stücke, während ich auf der Toilette sitze. Unsere Mutter ist gerade nicht zu Hause. Kenta holt unsere Nachbarin zu Hilfe, die besorgt angelaufen kommt, aber mir ist nur ein kleiner Splitter an den Oberschenkel geflogen. Sie klebt mir ein Pflaster auf die Wunde und kehrt die Scherben zusammen. Die Narbe sieht aus wie ein Herz.

Beim Schlittenfahren stürzt Kenta und bricht sich den Arm. Die Mutter seines Schulkameraden ruft bei uns an, sie seien schon auf dem Weg ins Krankenhaus, unsere Mutter solle dazukommen. Ich bin in großer Sorge um meinen Bruder, er kommt blass und mit Gips nach Hause. Für mich ist die andere Mutter eine Heldin, weil sie ihn mit dem Auto gefahren hat. Unsere Mutter hat keinen Führerschein.

Zu meinem Geburtstag will ich, dass wir auch die Mütter meiner Freundinnen zum Kaffeetrinken einladen, so wie es die anderen machen. Meine Mutter weiß gar nicht, wie man Kaffee kocht, bei uns gibt es nur Tee, aber ich zwinge sie, Getränke zu servieren und mit den anderen Frauen auf dem Sofa zu sitzen. Später fahren wir ins Kindertheater. In der Pause gibt es Kuchen. Es wird ein Stück zu wenig gebracht und meine Mutter verzichtet. Sie hat als Einzige keinen Teller. Ich möchte ihr meinen Kuchen geben.

Meine Freundin Eva lebt mit ihrer Familie in einem schönen alten Haus mit verwildertem Garten ganz in der Nähe unserer Wohnung. Ihre Mutter macht für uns nach der Schule Germknödel mit Mohn und Buttersoße. Das süße Zwetschgenmus quillt heraus, wenn ich mit der Gabel in die Knödel steche. Ich mag es, dort anzukommen, den geregelten Ablauf, das Mittagessen auf dem Tisch, dann in der Küche Hausaufgaben machen, während die Mutter sich um den Abwasch kümmert, erst nach getaner Arbeit spielen. Am Abend kommt der Vater nach Hause, der sehr lustig ist, er packt seine Kinder und wirbelt sie durch die Luft. Er legt seine Arme von hinten um seine Frau, sie dreht ihren Kopf zu ihm und sie küssen sich.

Wenn meine Mutter dabei ist im Haus meiner Großeltern, schlafe ich mit ihr im Gästezimmer unten im Keller. Es hat zwei vergitterte Fenster hinaus zum Garten, zu den Sandsteinbänken, die das Schwimmbecken säumen. Ein großes Bücherregal ist vollgestopft mit Kunstkatalogen und einer Sammlung Reiseführer. Neben dem Doppelbett aus Holz steht ein Schachtisch mit zwei schmalen Lederstühlen. Auf den Tisch lege ich einmal meine Basteleien, die ich mit viel Hingabe gemacht habe. Als meine Mutter und ich nach dem Essen zurück ins Zimmer kommen, ist alles zerstört, die Einzelteile wurden zerknittert, zerrissen und überkritzelt. Ich weine, kann nicht glauben, was ich sehe, meine Mutter beschwichtigt mich, sie will keine Szene. Im Elternhaus meines Vaters kann sie sich nur auf der Toilette entspannen.

Weihnachten verbringen wir auch nach der Trennung unserer Eltern noch manchmal bei Gesine und Ludwig. In der Kirche rutsche ich auf der harten Bank herum und spiele mit dem Einmerkband im Liederbuch, richtig mitsingen kann ich nicht. Ludwig geht nachmittags in die Firma, um sich bei den Arbeitern, die an den Maschinen stehen und nicht zu ihren Familien können, persönlich zu bedanken und ihnen frohe Weihnachten zu wünschen. Er ist dafür ungefähr zwei Stunden lang fort. Währenddessen sitzt der Rest der Familie hinten im Flur am großen runden Tisch und singt Weihnachtslieder. Jeder darf sich aus den in Leinen gebundenen Liederbändchen reihum ein Lied wünschen. Ich begleite den Gesang auf der Flöte und werde dafür gelobt. Meine Mutter sitzt neben mir und singt, sonst kommen, wenn wir bei meinen Großeltern sind, nur wenige Worte aus ihrem Mund. Wenn Ludwig zurück ist, setzt er sich zu uns an den Tisch und liest die Weihnachtsgeschichte aus dem Lukas-Evangelium vor, bevor er verschwindet, um das Engelsglöckchen zu läuten. Dann gilt es, den riesengroßen Weihnachtsbaum zu bewundern, der von Gesine mit unzähligen mundgeblasenen Christbaumkugeln, Figuren und Spitzen geschmückt wurde. Mein Vater schenkt mir ein Holz-Gartenset von Fisher Price. Ich bin schon ein Schulkind und hatte mir eine echte kleine Gießkanne und Pflanzen gewünscht. So eine Gedankenlosigkeit unterläuft ihm öfter, als sei er zu weit entfernt von uns, um unsere Bedürfnisse richtig einzuschätzen. Meine Mutter bekommt wie jedes Jahr einen wunderschönen Pullover von Gesine geschenkt, sie hat zu Hause eine ganze Sammlung Kaschmirpullover, die sie mit Bedauern nicht trägt. Sag der Oma doch, dass die Pullover zu groß sind, Mama, dränge ich sie, aber meine Mutter schüttelt entschieden den Kopf und gibt mir zu verstehen, dass ich still sein soll. Zum Abendessen gibt es aufwändig dekorierte kalte Platten, Pasteten, Krabben und dergleichen. Gesine sagt jedes Jahr, die einfache Leberwurst ihres Metzgers schmecke ihr im Grunde besser. Meine Mutter bekommt ein Weinglas hingestellt, obwohl sie bekanntermaßen nicht trinkt.

*

Wenn ich meine Mutter im Wohnstift besuche, stelle ich das Radio an, Kenta hat auf allen Schnellwahlnummern die Klassik-Frequenz gespeichert und ein Post-it an den Apparat geklebt, mit einem Pfeil, der auf den Knopf zum An- und Ausschalten des Geräts zeigt. Aber meine Mutter, in deren Küche früher immer das Radio lief, benutzt ihr Radio schon lange nicht mehr. Ich koche uns einen Tee und ziehe die alten Fotoalben aus Japan aus dem Regal, es sind dicke Ringbücher mit Einbänden aus rotem Frotteestoff. Meine Mutter kommt aus dem Bad und setzt sich zu mir an den Tisch, aus dem Radio tönt die Stimme von Thomas Quasthoff, *Der Lindenbaum* aus Schuberts *Winterreise*, meine Mutter stimmt freudig ein. Gemeinsam sehen wir uns die schon etwas vergilbten Fotos an. Erst seit ich selbst Kinder habe, interessiere ich mich für das Leben meiner Mutter vor mir.

An ihrem ersten Schultag trug meine Mutter einen dunkelblauen Rock zu einer hellen Bluse und neue Strümpfe. Viele Kinder konnten sich für diesen Tag nicht herrichten, Aki, sagt meine Mutter, nach dem Krieg waren sie zu arm, manche hatten nicht einmal richtige Schuhe, sondern Holzsandalen, einfache Geta. In der Klasse meiner Mutter waren fünfzig Schüler. Im Winter war sie das einzige Mädchen, das Hosen trug. Yasuko fand es unsinnig, sie bei der Kälte im Rock herumlaufen zu lassen. Sie trug selbst lieber Hosen. Meine Mutter hätte lieber einen Rock angezogen, um nicht aufzufallen. Sie fiel ohnehin auf, weil sie für eine Japanerin untypisches, lockiges Haar hatte und immer die Größte in der Klasse war, erst viel später kam

Dauerwelle in Mode und die Mädchen beneideten sie um ihre Locken. Ihren jungen Lehrer, Hara-sensei, mochte sie sehr. Hara, das bedeutet Wiese. Bei der Morgengymnastik im winzigen Klassenraum ließ er die Kinder alle Tische zu einer Bühne zusammenschieben und meine Mutter durfte ganz allein vor ihren Mitschülern tanzen.

Aki, sieh doch mal, meine Armhaltung. Meine Mutter zeigt auf ein Foto, man sieht sie darauf als Schülerin mit vielen anderen Mädchen, die in einheitlicher Kleidung Gymnastik auf dem Schulhof machen. Sie führen alle die gleiche Bewegung aus, meine Mutter sticht heraus, ihre Pose sieht anmutig und formvollendet aus. Sie läuft die Arme schwingend durch den Raum, ist in diesem Moment wieder das junge Mädchen auf dem Bild. Als wir Kinder waren, besuchte meine Mutter viele Jahre lang Tanzkurse bei einer Lehrerin aus New York. Ich weiß, sie wäre gern Tänzerin geworden. Wenn ich sie im Wohnstift besuche, sehen wir uns gemeinsam Aufnahmen von Pina Bauschs Stücken an.

Von Yasuko finde ich nur wenige Fotos in den Alben. Meine Großmutter ist schön, sie hat einen ernsten, etwas spöttischen Zug im Gesicht. Von meiner Mutter weiß ich, dass sie ein dialektfreies Japanisch sprach, in Tokyo hatte Yasuko eine höhere Schule besucht, Schreibmaschine schreiben und sogar Englisch gelernt und vor der Heirat mit meinem Großvater in einer Bank gearbeitet. Für eine junge Frau damals sehr unüblich, war sie zuständig für Devisengeschäfte – und sehnte sich danach, im Ausland zu leben. Mein Großvater wohnte zur Untermiete im Haus ihrer Eltern, die beide Oberschullehrer waren, und verliebte sich in sie. Sie war die richtige Frau für seine Pläne als Angestellter eines international tätigen Handelsunternehmens. Meine Mutter und Masayuki wurden in Bangkok geboren, Yasuko führte dort ein angenehmes Leben mit Köchin und Kindermädchen, bis Japan den Krieg verlor und die Familie Thailand verlassen musste. Plötzlich saß sie in einem kleinen Haus, unter einem Dach mit der Schwiegermutter, die, wie der Rest der Familie, gegen die Hochzeit gewesen war und Yasuko missbilligte, weil diese mehr vom Leben wollte, als Hausfrau zu sein.

Ich stelle mir vor, wie Yasuko sich etwas Hübsches anzieht, wie sie sich die Haare hochsteckt, Lippenstift aufträgt, in ihre Tanzschuhe schlüpft. Sie tritt aus der Tür auf die kleine Straße, zündet sich eine Mentholzigarette an, strafft die Schultern und geht los. Sie weiß, dass die Nachbarn über sie reden. Sie weiß, dass ihr Mann es nicht mag, wenn sie beim Gesellschaftstanz mit anderen Männern tanzt. Aber tanzen macht sie glücklich und er selbst geht jeden Abend noch in seinem feinen Anzug mit Geschäftspartnern und Kollegen in die Kneipe. Kurz bevor Yasuko um die Ecke verschwindet, kommt Masayuki ihr hinterhergerannt, sie hat vergessen, den Kindern Geld fürs Abendessen dazulassen. Während andere Mütter für Neujahr tagelang vorkochten, erzählt meine Mutter und lacht, erledigte Yasuko alles immer auf den letzten Drücker. Hausarbeit interessierte sie nicht. Wenn beim Frühstück etwas fehlte, lief sie schnell los, um es zu besorgen. Das Kochen habe sie sich selbst beigebracht, in Deutschland erst, sagt meine Mutter, mit einem guten japanischen Kochbuch. Aki, erkennst du mich? Um die Wette suchen wir auf den Klassenfotos das kleine Mädchen, das meine Mutter einmal war, später auf den Choraufnahmen die junge Frau.

Mit sechzehn Jahren sang sie zum ersten Mal in einem Chor. In den Chorleiter war sie verliebt. Beim Schulfest zum Jahresende sangen sie Auszüge aus Wagners *Tannhäuser* und das *Ave-Maria* von Schubert. Als Studentin und später als Grundschullehrerin in Osaka sang meine Mutter im Chor einer großen Gewerkschaft. Sie musste alle Texte auswendig lernen, bei Konzerten waren Noten nicht erlaubt, als Sängerin hatte sie den

Dirigenten anzusehen. Sie probten ein halbes Jahr lang jede Woche für ein Konzert im größten Theater Osakas, das *Weihnachtsoratorium* von Bach und die *Neunte Sinfonie* von Beethoven. *An die Freude* kennt ganz Japan. Alle Kinder lernen es in der Schule auswendig. Freude, schöner Götterfunken, summte ich schon als Kleinkind, weil es meine Mutter ständig sang.

Die Köpfe der Chormitglieder sind auf den Fotos manchmal nicht größer als der Kopf einer Stecknadel, aber irgendwann ruft eine von uns immer, hier. Die männlichen Kollegen aus dem Chor und dem Kollegium der Schule sehe ich mir besonders genau an. Ich frage mich, warum meine hübsche Mutter mit keinem von ihnen zusammengekommen ist. Ich frage mich, warum meine Mutter so geworden ist, wie sie ist, ob ihr Unglück schon in ihr war, bevor sie nach Deutschland gekommen ist.

An der Mittelschule waren im Jahrgang meiner Mutter siebenhundert Schüler verteilt auf dreizehn Klassen. Die Prüfungsergebnisse hingen vor dem Lehrerzimmer aus. Meine Mutter schaffte es immer unter die besten zehn. In der Oberschule, für die sie eine harte Aufnahmeprüfung bestehen musste, war sie froh, wenn sie unter den ersten fünfzig der insgesamt fünfhundert ihres Jahrgangs gelistet war. Als Studentin in Osaka lebte meine Mutter in einem kleinen Zimmer mit Toilette auf dem Gang. Um sich zu waschen, ging sie ins Sentō. Die Zimmermiete bezahlte ihr Vater, das Geld für ihren Lebensunterhalt musste sie selbst verdienen. Sie hatte vier Nachhilfeschüler pro Woche und in den Sommerferien arbeitete sie täglich in einer privaten Nachhilfeschule bei ihrer Kommilitonin Hatsuko im Haus. Sie wurden gute Freundinnen. In einem großen Zimmer saßen ihre Schüler dicht gedrängt auf den Tatami. Als meine Mutter dreiundzwanzig Jahre alt war, starb plötzlich ihr Vater. Ihre Mutter war erst fünfundvierzig Jahre alt und schon Witwe.

In Japan heiratete man damals kein zweites Mal, man hatte sich nicht neu zu verlieben. Niemand sei traurig gewesen, erzählte sie mir vor ihrer Demenz. Meine Mutter hat ihren Vater selten gesehen, ihn kaum gekannt, durch die dünne Wand hörte sie, wie er spätabends betrunken nach Hause kam, wie die Eltern sich gegenseitig anschrien, wie er Yasuko schlug und sie sich lautstark wehrte. Masayuki tat so, als würde er schlafen, während meine Mutter auf ihrem Futon lag und sich schon als Kind vornahm, ans andere Ende der Welt zu gehen.

Ich habe Flugtickets gekauft, für meine Mutter und mich. Ich habe sie gefragt und sie hat sofort gesagt, ja, wenn sie die Gelegenheit hätte, würde sie gern nach Japan reisen. Seit Wochen erzähle ich ihr nun von unserem Plan und sie freut sich jedes Mal aufs Neue. Als wir ein Passbild machen lassen, ihr alter Reisepass ist abgelaufen, sieht meine Mutter sich das Foto verwundert an, Aki, wie sehe ich denn aus? Wie alt bin ich? Im Kreisverwaltungsreferat erklärt die Beamtin meiner Mutter geduldig wieder und wieder, wie das Einscannen der Fingerabdrücke funktioniert und wo sie unterschreiben muss. Keiko Mori muss ich hinschreiben, oder, Aki, fragt meine Mutter, und ich nicke ihr zu.

# KUCHIBENI

Das Klavier in meinem Zimmer ist ein Geschenk meiner Großeltern. Meine Mutter und ich nehmen darauf viele Jahre lang Unterricht. Unsere Lehrerin kommt dafür zu uns nach Hause, eine kurvige Japanerin mit langen, gewellten Haaren, lauter, tiefer Stimme, sorgfältig geschminkten Lippen. Sie trägt knallrote Kleider und raucht. Ich belausche sie im Gespräch mit meiner Mutter. Ein Mann hat sie auf der Straße verfolgt und sie musste sich in einem Hauseingang verstecken und die Polizei rufen. Als Jüngste spiele ich bei einem ihrer Schülerkonzerte eine Sonatine von Clementi. Ich trage ein dunkelblau-weiß gestreiftes Kleid mit breitem Matrosenkragen, glänzenden Knöpfen und einer großen Schleife, dazu Lackschuhe. Gesine hat mir die Sachen für diesen Anlass gekauft. Ich spiele fehlerfrei, habe das Stück so oft geübt, dass ich es beinahe im Schlaf kann. Als ich mich endlich wieder zu meiner Mutter ins Publikum setzen darf, nimmt sie mir die Noten aus der Hand und lächelt mir zu, ich weiß, auch wenn ich mein Vorspiel verpatzt hätte, sie wäre niemals enttäuscht oder böse auf mich gewesen.

Wenn ich länger als geplant im Bücherbus bleibe und ein wenig zu spät zurück in die Klasse komme, sieht meine Lehrerin freundlich darüber hinweg. Ein Mädchen aus der Klasse, die Angeberin Lucy, beschwert sich deshalb. Obwohl ich Lucy nicht besonders mag, gehe ich nach der Schule mit zu ihr. Sie wohnt in unserer Straße, etwas näher Richtung Wald. Vor meinen Augen zieht sie sich aus und hüpft nackt auf dem hohen Ehebett ihrer Eltern im Kreis herum. Ich soll unten stehen bleiben und ihr dabei zusehen. Später, als wir in Lucys Zimmer spielen, kommt ihre Mutter mit einer Tüte Süßigkeiten herein, ausdrücklich für uns beide. Lucy gibt mir nur wenig davon ab und tut dabei noch gnädig. Als sie auf dem Klo ist, nehme ich mir heimlich ihr Aufkleber-Heft aus ihrem Schulranzen. Einige Tage später, auf dem Heimweg vom Ballettunterricht, nehmen mich Eva und Lucy mit ihren Fahrrädern in die Mitte und reden so lange auf mich ein, bis mir nichts anderes übrig bleibt, als den Diebstahl zuzugeben. Meiner Mutter verschweige ich den Vorfall. Ich setze mich in meinem Zimmer ans Klavier und weine. Eine kleine Melodie, die ich gerade übe, tröstet mich. Die Wochen vergehen, ohne dass Lucys Eltern meine Mutter auf mein Verhalten ansprechen, als ob es nicht möglich wäre, damit auf sie zuzugehen. Ich schäme mich, wenn ich den Eltern auf der Straße begegne, und hasse sie dafür, dass sie Nachsicht mit uns üben, Lucy hasse ich gleich mit.

Das Abendbrot bei Gesine und Ludwig besteht, ganz wörtlich, aus Brot mit kalten Platten. Wenn ich viel Butter nehme und die Wurst besonders dick abschneide, sagt Gesine, so sei es vernünftig. Sie isst gern Graubrot mit Lyonerwurst. Zu Hause haben wir fast nie Wurst im Kühlschrank. Spätestens beim Abendessen bittet Gesine Ludwig, eine Flasche Wein aus dem Keller zu holen. Selten bleibt es bei einer. Zu fortgeschrittener Stunde überhört Ludwig Gesines Bitte, noch ein Fläschchen zu holen, ich werde wohl in meinem eigenen Haus noch ein Glas Wein bekommen, schimpft Gesine dann und steht abrupt auf, um durch den Flur nach hinten ins Schlafzimmer zu taumeln. Ludwig redet besänftigend auf sie ein. Er wiederholt dabei immer wieder ihren Namen, Gesine, Gesine, Gesine.

Auf dem großzügigen Wiesengrundstück gegenüber dem Haus meiner Großeltern, das »der Acker« genannt wird, stehen zwei große Kirschbäume und ein paar Aprikosen- und Pfirsichbäume, in denen wir herumklettern. Die Gärtner sind furchtbar nett zu uns, wir dürfen Karotten aus der Erde ziehen, uns an den vielen Himbeersträuchern bedienen, an dem hellen, raschelnden Stroh zupfen, mit dem die Erdbeeren unterlegt sind. Wenn wir Blätter sammeln und richtig zuordnen, bekommen wir von Gesine 50 Pfennige. Sie geht morgens Blumen schneiden, holt dazu ein kleines krummes Messerchen mit rotem Kunststoffgriff aus der Tasche ihrer Schürze. Sie trägt eine so beeindruckende Menge Blumen zurück ins Haus, dass sie dahinter fast verschwindet. Nie sehe ich so üppige Blumensträuße wie auf den Tischen und Kommoden in ihrem Haus.

Gesine hat eine Menge Spitzendeckchen, große und kleine, ovale und rechteckige, aus dickerem Garn und aus hauchzartem. Sie bewahrt sie bei den Tischdecken im Esszimmer auf, im Schrank unter dem Fensterbrett, von dem man ins Schwimmbecken in den Garten hinunterspringen könnte. Ich kann der Versuchung nicht widerstehen und verstecke einen ganzen Stapel davon im Grünen Zimmer. Als ich später nach meiner Beute sehen will, ist sie verschwunden, die Deckchen sind alle wieder an ihrem Platz. Wer mich erwischt hat, finde ich nicht heraus, ich vermute, dass es die Haushälterinnen waren. Gesine beschäftigt zwei Frauen, die Ordnung machen und sich um die Wäsche kümmern. Sie arbeiten im Keller an einer großen Bügelmaschine, tragen durchgeknöpfte Kittel und haben immer viel zu tun. Als mein Großvater Ludwig einmal nicht wie sonst pünktlich um zwölf Uhr zum Mittagessen erscheint, sitzen die Haushälterinnen, die sonst in der Küche essen, mit uns im Esszimmer. Ich frage Gesine, warum die Putzfrauen, die ich gernhabe, heute bei uns am Tisch essen. Die Frauen lachen und Gesine erklärt es mir, aber mein Cousin packt mich nach dem Essen, als wir unbeobachtet sind, grob an den Handgelenken und drückt mich im Wohnzimmer gegen die Wand. Er tut mir weh. Er sagt, ich dürfe die Haushälterinnen nie wieder so nennen, ich habe sie mit ihren Namen anzusprechen.

Für den Abend erwarten meine Großeltern Gäste, zieh dein neues Kleid an und kämm dich, Aki, sagt Gesine. Als der Besuch ankommt, wird plötzlich Französisch gesprochen. Gesine und Ludwig sprechen mehrere Sprachen fließend. Ich beobachte die Erwachsenen bei ihrer Begrüßung und bemühe mich, alles richtig zu machen. Ich gebe dem Besuch auf beide Wangen Küsse, die Gäste lachen und finden mich niedlich. Verunsichert stelle ich meine Origami-Vögel neben die steifen Leinenservietten auf den Tisch.

Deine Mama hat Schlitzaugen, deine Mama hat Schlitzaugen! Zwei Gestalten verfolgen mich, rufen diesen Satz, den ich vorher noch nie gehört habe. Ich bin auf Rollschuhen unterwegs, möchte mich verstecken, fahre schneller, sehe mich nach ihnen um und falle über den Bordstein. Jetzt sind die Stimmen neben mir, sie gehören zwei blonden Mädchen, die auf meine Schule gehen. Sie grinsen mich hämisch an, außer uns ist niemand auf der Straße unterwegs. Kein Wort kommt über meine Lippen, erst als ich ganz außer Puste und mit zitternden Händen bei meiner Freundin Eva klingle und ihr Vater mir die Tür öffnet und zum Gartentor kommt, lassen die Mädchen von mir ab. Was ihnen überhaupt einfalle, ruft er laut und verärgert hinter ihnen her und nimmt mich mit ins Haus.

Ein neuer Junge kommt in meine Klasse. Er ist aus Vietnam und kann kaum Deutsch. Niemand spielt in der Pause mit ihm. Alle meinen, ich müsse für ihn zuständig sein. Ich weiß nicht, wie ich mit ihm umgehen soll, wir werden keine Freunde.

Wenn mein Vater zu Besuch kommt, machen wir ein Wettrennen um den Block. Kenta und er sind immer schneller als ich, bis irgendwann mein Vater auch mit mir nicht mehr mithalten kann. Er schläft im unteren Stockbett in Kentas Zimmer. Meine Mutter beherbergt und bekocht den Mann, der sie verlassen hat. Mit uns Kindern geht er ins Schwimmbad, aufs Oktoberfest und zum Wienerwald, Brathähnchen mit Pommes essen, in den Ferien mietet er ein Wohnmobil und wir fahren an die Adria, an den Atlantik, an die Nordsee. Auf dem Weg besuchen wir seine Schwester Anne und ihre Kinder. Frühmorgens steht meine Tante auf, weckt meine Cousine und meinen Cousin, es wird gemeinsam gefrühstückt, sie ermahnt die Kinder zum Zähneputzen und bringt sie in die Schule. Ich frage erstaunt, warum sie nicht lieber alle länger schlafen.

Im Winter fährt mein Vater mit uns in die Berge, Gesine und Ludwig besitzen eine Ferienwohnung im Oberengadin. Wir laufen Ski, essen Raclette, machen Feuer im Kamin und fahren mit der Pferdekutsche durch die Schneelandschaft. Die massiven Balken im Dach liegen offen, überall sind Bücher. Die Vorhänge sind aus dem gleichen Stoff wie die Bettüberwürfe, ein buntes kleinteiliges Blumenmuster im Kinderzimmer, ein geometrisches Muster im Elternschlafzimmer, violettes Leinen im Gästezimmer. Gesines Familie besitzt außerdem ein uraltes mehrstöckiges Holzhaus in der französischen Schweiz. Es liegt auf einer kleinen Insel, die von mehreren noch kleineren Inseln umgeben ist. »Privatgelände« steht auf den Schildern. Als mein Großvater Ludwig dort seinen siebzigsten Geburtstag feiert, pflücken wir Blaubeeren auf den Inseln und rudern mit dem Boot über den See. In der Küche im Erdgeschoss beladen wir den Speiseaufzug und befördern ihn mit einer Kurbel durch den Schacht nach oben ins Esszimmer. Wir sind immer viele an der großen Familientafel. Meine Mutter ist nicht dabei.

Das Wichtigste in der Wohnung meines Vaters ist der Plattenspieler. Seine Musiksammlung steht in Holzkisten unter dem Fensterbrett auf dem Teppichboden. Kenta und ich dürfen die Platten selbst aus ihren abgegriffenen Papierhüllen kippen und die Anlage bedienen: den eckigen Deckel anheben, beim Scheibeeinlegen mit gespreizten Fingern so zielen, dass der Stift direkt das kleine Loch in der Mitte trifft, die Nadel mit Gefühl aufsetzen. Es knistert und kracht trotzdem, bis die Musik endlich losgeht. Laut singen wir die Texte mit, ohne ihren Sinn wirklich zu begreifen. Wir hüpfen auf der Matratze herum und rufen: »*Macht kaputt, was euch kaputt macht*«, »*Keine Macht für Niemand*« und »*Mein Name ist Mensch*« von Ton Steine Scherben oder »*Neue Männer braucht das Land*« von Ina Deter. »Es muss doch irgendwo 'ne Gegend geben für so'n richtig verschärftes Leben und da will ich jetzt hin« aus dem Lied *Ich träume oft davon, ein Segelboot zu klau'n* von Udo Lindenberg. Wir spüren, dass die Musik etwas enthält, das unserem Vater wichtig ist, ein ungreifbarer Drang nach etwas, das wir nicht kennen, tönt aus ihr. Wenn es ruhiger zugeht und wir gemeinsam Mensch ärgere Dich nicht oder Jenga spielen, hören wir *Bird on the Wire* von Leonard Cohen, immer wieder und wieder.

Immer sind Kenta und ich die jüngsten Reisenden an Bord, wenn wir unseren Vater in Ostdeutschland besuchen fahren. Es macht uns nichts aus, wir sind routinierte Zugfahrer und wir haben ja uns. Zur neuen Wohnung meines Vaters muss man viele Treppen laufen, die Toilette befindet sich unterhalb im

Zwischengeschoss. In einem kleinen Zimmer schlafen wir zu dritt auf einer großen Matratze, die auf dem Boden liegt. Um ins Wohnzimmer zu gelangen, wo Sofa, Esstisch und ein Schaukelstuhl stehen, muss man durch die Küche laufen. Zum Duschen stellen wir uns mitten in der Küche in eine gelbe Plastikwanne und hantieren mit der notdürftig an der Wand befestigten Brause. Als meine Großmutter Gesine die Wohnung zum ersten Mal betritt und das heruntergekommene Sofa des Vormieters sieht, geht sie sofort ins Möbelhaus und kauft ein neues. Es bleibt bei diesem einen Besuch.

Ich verbringe viel Zeit im Turnverein. Er liegt am anderen Ende unserer langen Straße. Mein Weg führt an der Kirche vorbei, in der meine Mutter singt. Am Wochenende haben wir Wettkämpfe im Umland. Wir müssen früh aufbrechen, ich fahre bei den Eltern meiner Freundinnen im Auto mit. Sie sitzen den ganzen Tag in der Turnhalle, flechten Zöpfe, verteilen Obst und belegte Brote und machen Fotos. Sie klatschen bei der Siegerehrung und laden mich danach noch in die Pizzeria ein. Als wir einen Wettkampf in unserem Verein haben, kommen meine Eltern und Kenta, um mir zuzusehen. Ich möchte besonders gut sein, kann die Zuschauertribüne nicht aus den Augen lassen. Ich sehe, wie mein Vater mit schmerzverzerrtem Gesicht auf seinem Platz vor und zurück wippt. Er hat einen Nierenstein, das eine Mal, als auch ich ein Publikum habe.

Zu Hause sehen Kenta und ich viel fern. Um den bequemen Sessel vor dem Fernseher machen wir Jan-ken-pon, der Verlierer muss auf dem Boden sitzen. Bei einem seiner Besuche bringt unser Vater eine Zeitschaltung mit. Sie verbindet den Fernseher mit einer Uhr, die man aufziehen kann, und nach anderthalb Stunden schaltet er sich automatisch ab. Kenta fragt unsere

Mutter täglich nach dem Schlüssel für den kleinen Metallkasten und sagt, er wolle nur mal nachsehen, wie viel Zeit wir noch hätten. Sie gibt ihm den Schlüssel jedes Mal und heimlich dreht er an dem Rädchen die Zeit wieder hoch.

Bei meinen Großeltern sind die 20-Uhr-Nachrichten ein Pflichttermin. Die vielen Sessel werden in Position gebracht, wir Kinder sitzen vorne auf dem Teppichboden. Der Fernseher im Opazimmer versteckt sich in einem weißen Schrank mit filigranen, runden Metallknäufen, die Türen muss man mit spitzen Fingern öffnen. Ich starre auf den Bildschirm und tue so, als würde ich aufpassen, weil ich merke, dass die Nachrichten ungeheuer wichtig sind, genauso wie das Zeitunglesen am Frühstückstisch. Ich möchte nicht, dass jemand denkt, ich sei zu dumm dafür. Wir sind oft zu neunt, meine Großeltern, mein Vater mit Kenta und mir, meine Tante Anne mit ihren beiden Kindern und die ältere Schwester Bettina, die alleinstehend ist. Später sogar zu vierzehnt, als Martha, die jüngste Schwester, ihre Kinder mitbringt und ihren Mann. Zum Familienfoto stellen wir uns auf die Treppenstufen, die von der Terrasse hinab in den Garten führen.

Ludwig läuft den langen Flur vom Wohnzimmer aus nach hinten ins Opazimmer, setzt sich an seinen Schreibtisch, ein dunkles Holzmöbel mit dazu passendem Stuhl. Zu gern würde ich in seinen Schubladen kramen, aber ich wage es nicht einmal, die Papiere, die dort liegen, zu verrücken. Das Zimmer heißt Opazimmer, obwohl wir Ludwig nicht Opa nennen sollen, sondern Großvater. Er findet das schicker, aber wir halten uns nicht daran. Das ganze Zimmer ist dunkler als der Rest des Hauses, eine dünne Schicht Vorhang bleibt stets zugezogen. Die Möbel im Opazimmer passen nicht zum Stil des Hauses, sie stammen von Gesines Eltern, ich weiß, mein Urgroßvater ist in diesem

Zimmer gestorben. Ganz hinten in der Ecke steht ein Schrank, den die Erwachsenen »Frankfurter Schrank« nennen, er steht auf komischen kugeligen Füßen und seine schweren ausgebuchteten Türen lassen sich nur mit lautem Knarzen öffnen, ein großer Schlüssel muss mit Kraft umgedreht werden. Hier wird das Spielzeug für uns Enkel aufbewahrt, wenn Ludwig in der Firma ist, können wir uns auf dem Teppichboden vor dem Hinterausgang zur Terrasse ausbreiten. Wenn ich mich hinunterbeuge, um aus dem dunklen und tiefen Fach ein Spielzeug herauszufischen, stelle ich mir vor, der Schrank könne mich verschlucken.

Mit der Hand fahre ich über die vielen Buchrücken, die sich in den Bücherregalen aneinanderreihen. Ludwig ist stolz auf die hinter Glas geschützten gesammelten Werke von Voltaire, die in dicken Ledereinbänden gebunden und mit goldener Schrift versehen sind. Diese Bücher seien Erstausgaben, erklärt er mir. Davor stehen mehrere Lehnstühle mit passenden Fußteilen. Jeder Platz hat eine eigene Stehlampe. Ich sitze gerne auf dem für meine Statur noch zu langen Sessel neben meinen Großeltern und stecke meine Nase in die Bücher, nie fahre ich ohne einen Stapel neuer Bücher im Gepäck nach Hause.

Am Wochenende sitzt meine Mutter in ihrem blauen Frottee-Bademantel aus Japan mit Schmetterlingen darauf und weiten Ärmeln wie bei einem Kimono in der Küche. Auf dem Tisch steht eine Kanne schwarzer Tee, sie trinkt ihn mit Milch und viel Zucker, dazu liest sie Zeitung, mit dem Bleistift markiert sie Wörter, die sie nicht kennt. Ihr Wörterbuch ist dick, der dunkelgraue Ledereinband schon abgegriffen, die Seiten so dünn, dass das Licht durchscheint. Wenn sie die Seite nicht auf Anhieb zu fassen kriegt, befeuchtet sie den Zeigefinger mit der Zunge. Es knistert, wenn sie umblättert. Ich mag dieses Buch, weil es goldschimmernde Linien hat und die Zeichen so klein und dicht gedruckt sind, dass mir schwindlig wird, wenn ich versuche, sie zu lesen. Aus der Zeitung schneidet meine Mutter Veranstaltungstipps aus und heftet sie an die Pinnwand. Einmal die Woche, wenn das Fernsehprogramm beiliegt, streicht sie feierlich die Sendungen an, die sie interessieren. Stundenlang sitzt sie an unserem kleinen Küchentisch, löst Sudoku, im Radio läuft klassische Musik.

Gesine und Ludwig haben ein eigenes Badezimmer, das man nur durch ihr Schlafzimmer betreten kann. Ich finde das schick. Über den hellblauen, samtigen Teppichboden, in dem die Abdrücke von Gesines Absätzen noch lange sichtbar bleiben, laufe ich mit einer Cremetube zu ihr, weil ich das kleine Silberpapier über der Öffnung nicht abziehen kann. Du bist aber nicht besonders geistreich, Aki, sagt Gesine und dreht den Schraubdeckel, um mit der dafür vorgesehenen Spitze die Folie durchzustechen. Ich weiß nicht genau, was das Wort »geistreich« bedeutet, aber ich weiß, ich bin nicht dumm.

Die Lippenstifte meiner Mutter stehen fein säuberlich aufgereiht auf der Ablage oberhalb unseres Waschbeckens. Sie sind so elegant, glänzen schwarz und metallisch, jeder ist auf seine Art besonders. Mit den verschiedenen Rottönen ziehe ich in meinem Gesicht und auf dem Spiegel Striche. Das leuchtende Blau der Fliesen sieht schön dazu aus. Als meine Mutter mich entdeckt, schreit sie laut auf. Die Lippenstifte haben alle ihre Spitze verloren. Aber sie ist nicht lange böse. Sie schenkt mir zwei eigene echte Lippenstifte. Sie sind nicht größer als mein kleiner Finger, dafür ganz für mich allein.

Die Füße meiner Mutter sind so klein wie die eines Kindes. Für ihre zierliche Figur und reine Haut muss sie gar nichts tun. Ihre Haare trägt sie kurz, ihre Kleidung wählt sie mit Sorgfalt aus, moderne Schnitte, leuchtende Farben. Ihren Schmuck arrangiert sie in kleinen Döschen auf einem Seidentuch, oben auf der Ablage ihrer Kommode. Sie trägt gern Ohrringe, Ketten und Broschen. Bevor sie das Haus verlässt, malt sie sich ihre Lippen an, hinterlässt eine leuchtend rote Spur auf einem Papiertuch. Ihre Kosmetika sind von Shiseido, sonst ist sie sparsam, ins Kino geht sie nur am Kinotag, die Haare färbt sie sich selbst. Stolz erzählt sie von ihren Schnäppchen aus dem Fabrikreste-Laden, wo sie Stammkundin ist, so als habe sie beim Geldausgeben sogar noch Geld gespart. Wenn ich mit ihr Kleidung kaufen gehe, dreht und wendet sie jedes Kleidungsstück etliche Male, hält es mit zusammengekniffenen Augen in die Luft. Wenn auch nur ein Fädchen irgendwo heraushängt, legt sie es weg. Was hier in Deutschland für Ware angeboten werde, sagt sie kopfschüttelnd, darauf falle sie nicht herein.

Im Schlafzimmer meiner Großeltern ist alles symmetrisch angeordnet, beide haben ein kleines Nachttischchen aus Holz und eine an die Wand montierte Leselampe. Es steht sogar ein Telefon im Schlafzimmer, Ludwig ist so wichtig, dass er auch nachts erreichbar sein muss, er kann im Bett liegend nach dem Hörer greifen. Mit routinierten Handgriffen breitet Gesine seine Sachen auf dem Ehebett aus, wenn sie seinen Koffer packt. Schlafanzug und Rasierzeug, Regenschirm, seine Reisehausschuhe, ich nehme sie in die Hand, befühle die gepolsterten Sohlen, für einen weichen Tritt, erklärt mir Gesine. Für die Anzüge meines Großvaters kommt regelmäßig ein Schneider ins Haus, mit fließend fallenden Stoffmustern über dem Arm, die Ludwig nickend befühlt. Wenn der Schneider mit dem Maßband an meinem Großvater herumhantiert, muss Ludwig stillhalten und machen, was der Schneider sagt. Zu den Anzügen sucht Gesine die passenden Krawatten heraus, Ludwig hat eine große Sammlung davon, Hermès hat einfach so schöne Muster, Aki, sagt Gesine und zeigt mir ihre neueste Errungenschaft. Wenn mein Großvater auf Geschäftsreise ist, was häufig vorkommt, schlafe ich auf seiner Bettseite neben Gesine in der seidenweichen Bettwäsche meiner Großeltern mit den wunderbaren Blumenmustern darauf. Als ich zu Gesine sage, dass ich auch so eine Bettwäsche haben wolle, antwortet sie, die müsse ich mir zur Hochzeit wünschen, es sei eine sehr kostbare Schweizer Bettwäsche. Goldschatz, nennt sie mich. Sie liest mir russische Märchen vor und singt mich in den Schlaf. Sie weiß nicht, dass »Morgen früh, wenn Gott will, wirst du wieder geweckt« mich beunruhigt. Wenn ich bei meinen Großeltern nicht einschlafen kann und noch mal ins Wohnzimmer schaue, sitzen die Erwachsenen auf dem Sofa und trinken Cognac. Gesine bietet mir schon als Kind ein Schlückchen an. Zu dieser Stunde, mit ihrem Schwenker in der Hand, ist sie bester Laune.

Zu Hause bei meiner Mutter gibt es nie Alkohol, wenn sie mal eine Flasche Sekt geschenkt bekommt, steht er in der Vitrine im Wohnzimmer bei den feinen Gläsern und staubt mit ihnen ein, bis meine Mutter ihn Jahre später mit schlechtem Gewissen in den Ausguss kippt. Beim Kochen trägt sie eine Schürze aus Jeansstoff mit einem aufgenähten roten Apfel darauf, der gleichzeitig eine Tasche ist. Sie verstaut darin ihr Hankachi. Die Fenster in unserer Küche sind mit selbstgehäkelten weißen Bordüren verhängt, meine Mutter möchte nicht beobachtet werden. Es zischt laut, wenn sie die Gyōza in der heißen Pfanne zum Schluss mit etwas Wasser ablöscht. Wir essen im Wohnzimmer an einem runden, hellen Holztisch von Ikea mit dazu passenden Stühlen. Den Reiskocher aus Japan stellt unsere Mutter auf den Tisch, damit wir nicht für jede Schale in die Küche laufen müssen. Kenta und ich legen gehäkelte Sets auf unsere Plätze. Die Stäbchen drapieren wir auf Hashi-oki, kleinen Tieren aus Porzellan. Unser Geschirr ist eine Mischung aus Villeroy-&-Boch-Porzellan von meinen deutschen Großeltern und einem bunten Allerlei an japanischem Geschirr. Unser Besteck, wir haben nur wenig davon, ist breit und hat eine schlichte glatte Form, es liegt in einer schmalen Schublade in einem Besteckeinsatz aus Plastik, in dem sich Fussel, Gummibänder und Klammern ansammeln. Ein Fach ist voller Stäbchen, man muss darin wühlen, um ein zusammengehörendes Paar zu finden. Unser Kühlschrank ist klein und nie überbordend gefüllt, unsere Mutter legt keine großen Vorräte an. Nur ein Zehn-Kilo-Sack Reis steht in der Ecke hinter der Tür auf dem Boden. Es ist billiger, den japanischen Reis in so großen Mengen zu kaufen. Beim Getränkemarkt gegenüber holt unsere Mutter manchmal Mineralwasser in grünen Glasflaschen, es ist ein besonderer Genuss für sie, nach dem Baden den Kühlschrank zu öffnen und sich ein kleines Glas von diesem Wasser einzuschenken. Das Essen ist fertig, wir sollen ruhig schon einmal ohne sie beginnen, solange das Essen noch heiß ist, ruft sie, und schlüpft durch den Noren rasch ins Badezimmer.

Gesines Haupt-Kühlschrank überragt mich deutlich, in ihm werden die normalen Lebensmittel aufbewahrt, ein zusätzlicher, kleinerer Kühlschrank befindet sich am hinteren Ende der langen Küche, neben den gestapelten Kästen mit Wasser und Saft. Ich öffne seine Tür und stehe vor unzähligen Schachteln prachtvoller Beeren: Erdbeeren, Himbeeren, Heidelbeeren, Brombeeren, Stachelbeeren, ihre Farben leuchten mich an. Zum Nachtisch stellt Gesine riesige Schüsseln davon auf den Tisch, mit

Zucker und Schlagsahne. Mein Cousin isst dazu große Mengen Vanilleeis.

Wenn Ludwig während des Mittagessens ans Telefon gerufen wird, senkt Gesine den Blick und verteilt unaufgefordert noch mehr Essen auf unsere Teller. Ludwig telefoniert so laut, dass wir jedes Wort hören können. Ausgiebig zu telefonieren ist sein Hobby, beruflich, aber auch privat. Mein Vater macht sich darüber lustig, dass Ludwig sogar fachkundig über Bücher sprechen kann, die er gar nicht gelesen hat.

Wenn Verwandte uns Gōfuru aus Japan schicken, stehen Kenta und ich andächtig vor dem Paket und staunen über die runden, dünnen Waffeln mit heller, rosafarbener oder brauner Cremeschicht dazwischen. Die Metalldosen, in denen sie liegen, sind so elegant, dass wir es kaum wagen, ihren Inhalt zu essen. Auch die Verpackung des Yōkan sieht erhaben aus, aber meine Mutter hält sich damit nicht auf, das Papier landet im Müll und sie schneidet den länglichen Block Bohnenpaste in dünne rechteckige Scheiben. Wir warten, bis sie uns Tee einschenkt, dann piksen wir das Yōkan auf kleine Holzspieße und lassen uns den süßen Geschmack auf der Zunge zergehen.

*

In den Wochen vor der großen Reise mit meiner Mutter rufe ich immer wieder bei meiner japanischen Familie an. Vorher übe ich ein paar Sätzchen ein, die ich dann nicht verwende. Wenn ich Glück habe, nimmt meine Tante Akemi ab und wir plaudern ein wenig. Sobald sie den Hörer an Masayuki weitergibt, was sie immer tut, weil er schließlich mein Onkel ist und der Herr im Haus, fragt er nach Tag und Uhrzeit unserer Ankunft und legt, nachdem er sich vergewissert hat, dass er alles richtig notiert hat, den Hörer auf. Dann ist ja alles gut, also dann, ruft er vorher laut ins Telefon.

Zwei Wochen vor unserem Abflug fahre ich zu meiner Mutter ins Wohnstift, ihre Sachen packen. Aus ihrem Schrank suche ich praktische farbenfrohe Kleidung heraus, bequeme Schuhe, in denen sie gut laufen kann, eine ihrer Handtaschen, in die ich Taschentücher hineinstecke, eine Tube Handcreme, einen Kamm, Halsbonbons, einen Geldbeutel mit japanischem Kleingeld. Ich weiß nicht, dass diese Tasche mir noch eine große Hilfe sein wird, meine Mutter wird sie unzählige Male aus- und einräumen, sich die Haare kämmen, ein Bonbon lutschen, ihr Geld zählen, sich souverän fühlen, weil sie etwas Eigenes hat und dafür verantwortlich ist.

Kenta ist von meinem Plan, unsere Mutter noch ein letztes Mal in ihre Heimat zu bringen, zu ihrem Bruder, nicht überzeugt. Er möchte uns nicht begleiten. Als ich frage, ob er nicht das Bedürfnis habe, unsere Familie dort wiederzusehen, antwortet er, er wünschte, es wäre so. Mein Mann sorgt sich um mich, ich solle nicht zu viele Pläne, mir keine zu großen Versprechungen machen von dieser Reise. Ist dir klar, Aki, was das für dich bedeutet, fragt er mich wieder und wieder. Er weiß, dass ich hoffe, diese Zeit in ihrem Elternhaus, das Hören und Sprechen ihrer Muttersprache, das Essen, die Straßen, die vertrauten und ihr so zugewandten Menschen werden etwas in meiner Mutter öffnen können, sie auffüllen. Ich frage mich, ob sie traurig sein wird, wenn sie merkt, dass Yasuko nicht mehr lebt, ob sie deren Tod erst in Japan richtig begreifen wird. Mama, weißt du, wenn wir bald nach Japan fliegen, dann besuchen wir auch deine alte Freundin Hatsuko. Hatsuko, Hatsuko, den Namen kenne ich, sagt meine Mutter, und ich sage, na, das hoffe ich doch, sie war deine beste Freundin!

Als junge Lehrerin erkundete meine Mutter mit Hatsuko das Land. Mit dem Zug klapperten sie die Küste ab, nahmen die Fähre, verbrachten Tage am Strand. Die ganze Woche fieberten sie dem Wochenende entgegen, sparten ihr gesamtes Geld für diese Ausflüge. Meine Mutter lernte, wie das Reisen ging und dass es schön war. Später packte sie das Reisefieber und sie zog ganz allein los, schlief ohne Begleitung in Jugendherbergen. Beim Wandern auf einem einsamen Weg wurde sie von einem Mann verfolgt, sie beschleunigte ihre Schritte, rannte den Wanderweg bis zur Straße hinunter und sprang in einen Bus. Noch heute ist sie stolz darauf, wie sportlich sie war. Wenn meine Kinder mit ihr um die Wette rennen wollen, sagt sie, früher hättet ihr keine Chance gegen mich gehabt. Die Schule, in der sie arbeitete, lag ganz am Rande der Stadt, an einer großen, befahrenen Küstenstraße. Um nicht noch früher aufstehen zu müssen, hatte sie sich eine Bleibe in der Nähe gesucht, in dieser hässlichen Gegend. Ihre Freunde wunderten sich darüber, wie sie es dort aushalten konnte. Hatsuko arbeitete zum Glück im gleichen Bezirk und sie konnten sich oft sehen. Aber irgendwann arrangierte ihre Familie eine Ehe für sie und sie ging nach

Nara, um dort auf dem Land im Elternhaus ihres Mannes zu leben.

Ich schreibe unseren Reiseplan auf ein gelbes Tonpapier und hänge ihn an die Pinnwand. In den Wandkalender trage ich die Flugdaten ein. Welcher Tag ist heute? Oh, das ist schon bald, meine Mutter sieht mich erschrocken an, ich muss noch meinen Koffer packen, das habe ich lange nicht mehr gemacht, ich verreise ja nie. Das machen wir jetzt zusammen, Mama, mach dir keine Sorgen, wir haben noch genug Zeit. Ich habe dir etwas mitgebracht, die musste ich dir einfach kaufen, sage ich und ziehe eine leuchtend rosafarbene Strickjacke mit großen gelben Blumen darauf aus meiner Tasche. Aki, ich brauche nichts zum Anziehen, skeptisch hält meine Mutter das Teil ins Licht, ich bin zu alt für diese Farben, sagt sie und schlüpft hinein, dreht und wendet sich zufrieden vor dem Spiegel. In Japan könnte ich so etwas Auffälliges nicht tragen, kichert sie und lässt die Jacke gleich an. Ihr Anblick lässt mich an die junge Frau denken, die sie einmal war.

Um den vom Goethe-Institut organisierten Deutschkurs zu absolvieren, wohnte meine Mutter zunächst den Sommer über im sauerländischen Brilon, dann die Herbstmonate in Rothenburg ob der Tauber und schließlich in Passau, wo sie einen bitterkalten Winter mit viel Schnee erlebte. Überall war sie die einzige Japanerin und eine der wenigen Frauen unter vielen Männern aus den unterschiedlichsten Ländern der Welt. Das Institut bot den Kursteilnehmern günstige, dafür sehr beengte Unterkünfte an. Meine Mutter wunderte sich über die gut isolierten Häuser, in denen man sich, ohne zu frieren, frei bewegen konnte. In Japan saß im Winter die ganze Familie um den Tisch herum, die Beine unter der Decke, die zwischen Tischplatte und Tatami eingeklemmt war und die Wärme der Tischheizung einschloss. Das Zimmer meiner Mutter in Deutschland war noch kleiner als in Japan, nur Bett und Tisch passten hinein. Aber sie war mit allem zufrieden. Sie sprach in dieser Zeit kaum in ihrer Muttersprache, gern hätte sie die Stimme ihrer Mutter oder ihrer Freundin Hatsuko gehört, aber es war zu teuer, nach Japan zu telefonieren. Nur selten schaffte sie es, einen Brief zu schreiben, ihrer Mutter Kleidung oder andere kleine Geschenke aus Deutschland zu schicken, sie musste nach dem Unterricht lernen. Es gibt nur wenige Fotos aus dieser Zeit in ihrem Album. Auf einem steht meine Mutter am Bügelbrett, man sieht sie im Profil, die langen Haare hochgesteckt, schüchtern blickt sie in die Kamera. Als der Deutschkurs zu Ende ging, schrieb meine Mutter einen Brief an einen Bekannten aus dem Reisebus, dessen Bruder ein japanisches Restaurant in Westberlin besaß, sie wolle dort arbeiten. Sie wohnte in einem kleinen Zimmer über dem Restaurant, arbeitete an den Vormittagen und ging nachmittags zu ihrem Sprachkurs ins Goethe-Institut am Ku'damm. Zum ersten Mal in ihrem Leben ging sie zum Friseur, ein Shampoo-Schnitt für 10 DM wurde im Schaufenster angeboten, und meine Mutter ließ sich ihre Haare so kurz schneiden, dass sie sich wie neugeboren fühlte. In hohen Schuhen und gelbem Minirock lief sie den Ku'damm entlang. In Japan waren Miniröcke gängige Mode, auch als Grundschullehrerin konnte sie die problemlos tragen, in Berlin wurde sie darin angestarrt. An den Wochenenden arbeitete sie auf der Messe, Funkausstellung 1975, in Bluse und Kostüm. Über den Japanclub fand sie bald einen besseren Job, es gab eine kleine japanische Community in Berlin und meine Mutter gab den Kindern an den Wochenenden im japanischen Generalkonsulat Sprachunterricht. Als sie mit dem Bus nach Hause fuhr und dabei auf ihrer Sitzbank gedankenverloren vor sich hin sang, sagte ein Mann zu ihr, sie singe so schön, so komme der Frühling schneller. Immer wenn meine Mutter mir von dieser Busfahrt erzählte, strahlte sie mich an, sie habe sich so über dieses Kompliment gefreut, in Japan sei es eine Störung, im Bus zu singen, so vieles sei in Japan eine Störung, man könne nicht einmal auf der Straße an jemandem vorbeilaufen, ohne sich dafür entschuldigen zu müssen. Und genau an dem Tag habe sie beim Aussteigen an der Bushaltestelle ein Plakat des Berliner Konzertchors entdeckt, der neue Mitglieder suchte. Die Aussicht, wieder in einem Chor singen zu können, habe sie so glücklich gemacht, dass sie den halben Weg nach Hause gehüpft sei wie ein kleines Mädchen.

Auf der eingestaubten Ablage im Badezimmer meiner Mutter stehen immer noch aufgereiht ihre vielen Lippenstifte, obwohl sie schon lange keinen mehr verwendet. Jeden einzelnen nehme ich in die Hand, ich kann sie nicht wie die abgelaufenen Cremes einfach entsorgen. Den schönsten packe ich in ihre Handtasche für die Reise nach Japan. In einem Umschlag auf ihrem Nachttisch finde ich Zettel, meine Mutter hat sich notiert, was sie gegen ihre Müdigkeit machen kann, was ihr guttut: weniger planen, langsamer und achtsamer sein, abwarten und darauf hören, was der Körper sagt, positiv denken, nach Japan telefonieren oder schreiben, steht auf dem einen Zettel, auf dem anderen lese ich: schönes Wetter, gutes Essen, spazieren gehen, in die Badewanne gehen, Zeitung und Bücher lesen und, wieder, telefonieren nach Japan. Erst will ich ihre Handtasche und den Koffer in einer Ecke des Zimmers stehenlassen, dann nehme ich das Gepäck lieber doch mit zu mir. Als ich wenige Tage später unsere anstehende Reise nach Japan erwähne, sagt meine Mutter ganz selbstverständlich, ja, sie habe schon so ein Gefühl gehabt, dass wir bald fahren würden.

Als ich hinten im Auto sitze, auf dem Weg zum Flughafen, meine Mutter vorne auf dem Beifahrersitz neben meinem Mann, habe ich einen Moment für mich, eben war ich noch bei den Kindern, inmitten ihrer vielen Bedürfnisse, jetzt muss ich mich wappnen für die Zeit mit meiner Mutter. Habe ich einen Koffer? Müssen wir noch ein Flugticket kaufen? Wo ist mein Geldbeutel? Um wie viel Uhr geht das Flugzeug? Felix antwortet geduldig, dann sagt er, du musst dir keine Sorgen machen, Keiko, Aki ist doch die ganze Zeit bei dir. Was, Aki kommt mit? Das habe ich nicht gewusst, das ist gut, das ist sogar sehr gut. Komisch, sie hat mir das gar nicht gesagt! Na, so was aber auch, sagt Felix und lacht und ich weiß nicht, ob ich lachen oder weinen soll. Wir haben gemeinsam nur einen Koffer, damit ich eine Hand frei habe für meine Mutter. Aber sie schüttelt mich ab, sie könne allein laufen, sie will den Koffer schieben. Hast du meinem Bruder Bescheid gegeben, dass wir kommen? Kennst du überhaupt den Weg? Müssen wir noch Geld wechseln? Habe ich meinen Reisepass? Als wir endlich im Flieger sitzen und abheben, draußen die Lichter der Stadt in der Dunkelheit immer kleiner werden, sieht meine Mutter aus dem Fenster und tippt mich mit leuchtenden Augen an, ich solle doch schauen. Nach einer Weile fragt sie neugierig, Aki, wo sind wir gewesen? Haben wir eine Reise gemacht?

# SENTAKU

Wenn wir einmal zu Hause bleiben an Weihnachten, meine Mutter, mein Bruder und ich, holen wir unseren wiederverwendbaren Weihnachtsbaum aus dunkelgrün lackiertem Holz aus dem Keller und stellen ihn auf. Drei längliche unten flach aufliegende, oben rundlich zulaufende Platten, die man wie einen Stern ineinandersteckt, als Fundament für den Stamm, in dessen Einbuchtungen man rundum die außen spitz zulaufenden Baumteile einhängt, die nach oben hin immer kleiner werden, bis zum Schluss die goldene Spitze aufgesetzt werden kann. Wir haben nur wenig Schmuck, ein paar bemalte Schaukelpferde, Nussknacker und Engel aus Holz, dazu Kraniche und Nikolausstiefel aus Origami, die meine Mutter aus Goldpapier gefaltet und gelocht und mit einem Wollfaden zu einem Anhänger gemacht hat. Unsere Steckkerzenhalter sind aus einem rustikalen Holz und voller roter Wachstropfen, die niemand abkratzt, bevor sie wieder in den Keller wandern. Fein säuberlich in mit Backpapier voneinander getrennten Schichten gestapelt, liegen Gesines Weihnachtsplätzchen in den hübschen rechteckigen Dosen, die sie uns jedes Jahr mit der Post schickt. Totenbeinli, harte Teigstangen mit ganzen Haselnüssen darin, die mein Großvater Ludwig so gerne mag, Walnuss- und Haselnussmakronen, Hildabrötchen, mit Mandelhälften verzierte hauchdünne Butterplätzchen in unterschiedlichsten Formen. Wir drapieren eine Auswahl auf einem schönen Teller, meine Mutter legt das *Weihnachtsoratorium* auf und zündet Kerzen an, später spiele ich auf der Flöte ein paar Weihnachtslieder, obwohl ich mich dafür längst zu alt fühle. Meine Mutter kocht, wir überlegen vorher zusammen, was wir essen wollen, und wählen etwas aus, das es selten gibt, wie Rinderfilet oder Garnelen. Zum Nachtisch gönnen wir uns eine Schachtel Ferrero Rocher, die goldglänzenden Kugeln zählen wir ab, damit es gerecht ist. Unsere Geschenke legen wir auf den Wohnzimmertisch, nicht unter den Baum. Nach der Bescherung schauen wir zusammen einen Film und gehen früh ins Bett.

Wir telefonieren um die Wette, meine Mutter und ich. Seit es Billigvorwahlen für Gespräche nach Japan gibt, plaudert meine Mutter stundenlang mit ihren Freundinnen und Cousinen, wegen der Zeitverschiebung vormittags. Sie steht im Flur und spielt mit ihrer Stimmgabel, die auf dem Sekretär griffbereit liegt, setzt sich auf den Hocker, steht wieder auf, lacht. Ich mag es, ihr dabei zuzuhören, die Energie zu spüren, die sie erfasst. Abends verziehe ich mich für meine Schicht mit dem Telefon hinten in den Flur, setze mich mit dem Rücken an die Wand gelehnt in den schmalen Gang, der zum Badezimmer führt, das am Boden entlanglaufende Kabel bis zum Anschlag gespannt. Wenn Gesine oder Ludwig anrufen, müssen Kenta und ich brav Auskunft geben, bis sie am Ende noch kurz unsere Mutter sprechen möchten. Sie sei leider eben runter in den Waschkeller gegangen oder in den Supermarkt, entschuldigen wir sie.

Im Bademantel läuft meine Mutter die Treppe nach unten, um sich ihre Zeitung zu holen, aber ihr Fach ist leer. Unsere Vermieterin nimmt sich frühmorgens die Zeitung meiner Mutter und steckt sie gelesen wieder zurück. Hin und wieder vergisst sie, die Zeitung zurückzubringen, oder bringt sie viel zu spät. Dann muss meine Mutter warten oder bei der Vermieterin klingeln und um ihre eigene Zeitung bitten, schimpfend kommt sie zurück in unsere Wohnung.

Einer Nachbarin leiht meine Mutter ihr Zweitfahrrad aus für deren Besuch, es vergehen etliche Wochen, bis es wieder an seinem Platz in der Garage steht. Wieso sagst du ihr nicht einfach, dass du dein Fahrrad zurückhaben willst, erwidere ich genervt, wenn meine Mutter sich bei mir darüber beschwert. Im Keller gibt es eine Waschküche für die Mieter und jede Partei hat einen festen Tag zum Aufhängen. Wenn an unserem Tag etwas von den Nachbarn dort hängt, spricht meine Mutter jahrelang davon, wie von einem schlimmen Vergehen.

Mit dem Zug fahre ich allein zu Gesine und Ludwig, Kenta hat andere Pläne. Die Landschaft zieht an mir vorbei. Ich lese *Das Jagdgewehr* von Yasushi Inoue. Als Gesine mich fragt, wie es mir gehe, sage ich ungewohnt ehrlich, nicht so gut, ich fühle mich einsam. Sie sagt, aber du hast doch uns. Mit ihrer Antwort kann ich absolut nichts anfangen. Sie läuft zum Schränkchen, um ihre Börse zu holen, und gibt mir als erstes das Fahrgeld für den Zug zurück. Ich soll es meiner Mutter geben. Besuche bei meinen deutschen Großeltern muss sie nicht bezahlen.

Beim Abendessen werfe ich meinen Tanten an den Kopf, meine Mutter sei der ganzen Familie egal, niemand würde sich für sie interessieren, vor allem mein Vater verdränge die ganze Zeit, wie es ihr gehe, um mit uns heile Familie zu spielen, Schuldgefühle könne er nicht ertragen. Weinend renne ich ins Grüne Zimmer. Es kommt niemand, um nach mir zu sehen. Irgendwann habe ich solchen Hunger, dass ich zurück an den Tisch komme, das Gesicht ganz verheult. Meine sonst so redseligen Tanten schweigen, mein Ausbruch hat keinerlei Folgen. Als meine Mutter für die Geburt von Marthas Kind ein aufwändiges Origami-Mobile bastelt, bedankt sich Martha dafür beiläufig nur bei mir am Telefon und meine Mutter ist wieder einmal gekränkt.

Von meinem Bett aus kann ich die Schulglocke hören. Der erste Gong ist die letzte Möglichkeit, es noch pünktlich zu schaffen. Ich ziehe mich an und renne los, oft ohne mir die Zähne zu putzen, ein Kaugummi tut es auch. Wenn mein Wecker klingelt und ich nicht aufstehe, kommt meine Mutter morgens kurz in mein Zimmer. Sie legt sich dann aber wieder hin. Kenta geht auf eine andere Schule und muss früher los. Wenn ich verschlafe und den Unterricht deshalb schwänze, was häufiger mal vorkommt, sagt meine Mutter, mein Körper hole sich eben, was er brauche, und schreibt mir eine Entschuldigung. Unauffällig schiele ich rüber zu Roland, er beißt in sein Pausenbrot, er hat immer riesige Brote, mit Butter und Salami, nicht in der Hälfte durchgeschnitten. Er ist sehr blass und genauso schmal wie seine Brote, auf der Nase hat er eine große runde Brille. Er bekommt ständig Nasenbluten und muss dann hinten im Klassenzimmer auf zusammengeschobenen Tischen liegen. Da habe ich lieber keine Brote. Meine beste Freundin Vera hat besonders appetitliche Brote, Doppeldecker mit Butter, Paprikawurst und Essiggurken. Sie lässt mich abbeißen. Wenn ich bei ihr übernachte, macht ihre Mutter mir morgens auch welche und ich esse sie schon im Bus auf dem Weg zur Schule auf.

Zu meinem dreizehnten Geburtstag kommt mein Vater zu Besuch. Vera ist bei mir, als ich seine Geschenke auspacke. Wir lachen uns tot über die peinlichen Sachen, wir lachen meinen Vater aus. Danach sitzt er wie bestellt und nicht abgeholt bei unserer Mutter in der Küche und wartet darauf, dass Kenta oder ich Zeit für ihn haben. Er möchte etwas mit uns unternehmen, zum Italiener um die Ecke eine Pizza essen gehen, während wir lieber, wie sonst, durch Talkshows und Seifenopern zappen würden. Manchmal essen wir unser Abendessen vor dem Fernseher, unsere Mutter ist in dieser Hinsicht nicht empfindlich.

Zwei Jahre später kommt mein Vater nicht mehr zu meinem Geburtstag. Seit einiger Zeit mache ich ihm Vorwürfe, dass er unsere Mutter mit uns allein gelassen hat, möchte ihn nicht mehr sehen. Er bittet Kenta um Hilfe, auf einer Autobahnraststätte zwischen Berlin und München treffen sie sich zum Reden, mein Vater hat tatsächlich Angst, mich zu verlieren, und Kenta soll vermitteln.

In der Schule bewege ich mich mit möglichst teilnahmslosem Blick durch die Gänge, immer darauf bedacht, mit ganz bestimmten Leuten gesehen zu werden, mit den Älteren in der Raucherecke, mit meiner Schachtel Lucky Strike. Wenn Vera krank ist und ich niemanden habe, mit dem ich die Pause verbringen kann, laufe ich vermeintlich zielstrebig durch die Gänge, bis es endlich klingelt. Zu den Lehrern bin ich überheblich. Ich brauche mein künstlich aufgeplustertes Ego, es ist mein Schutzanzug. Im Turnverein fragt mich ein Mädchen, das eine Klasse unter mir ist, warum ich in der Schule immer so cool sei. Ertappt erwidere ich, ich sei doch überall cool.

In der zehnten Klasse bringe ich zum Halbjahr ein schlechtes Zeugnis mit nach Hause. Ich bin versetzungsgefährdet. Mein Vater regt sich darüber auf. Am Telefon sage ich ihm, es gehe ihn nichts an, ich würde mich darum schon kümmern. Als ich auflege, sieht meine Mutter ungewohnt verärgert aus, laut schimpft sie, Karl, der abwesende Vater, habe nicht das Recht, sich in unseren Alltag einzumischen, er sei nur Gast bei uns zu Hause.

Meine Freunde finden meinen Vater entspannt, wir wohnen bei ihm und er kifft mit uns, wenn wir zur Love Parade nach Berlin fahren. Seine Freundin, er hat immer mal wieder kürzere Beziehungen, ist entsetzt, dass wir so viel harten Alkohol trinken und er nichts dagegen unternimmt. An Silvester nehmen wir meinen Vater mit zum Feuerwerk am Brandenburger Tor. In der Menge muss Vera plötzlich dringend pinkeln, sie hockt sich zu den Beinen meines Vaters und er gibt ihr Sichtschutz mit seinem Mantel.

Die Zweizimmerwohnung, in der mein Vater lebt, liegt im fünften Stock, es gibt keinen Aufzug. Das Treppenhaus ist grau und heruntergekommen, über dem Guckloch seiner Wohnungstür hängt an einem Reißnagel eine winzige und uralte Abbildung von Alf. Die Kacheln an den Wänden seines Badezimmers sind unvollständig, es sieht aus, als hätte jemand mitten in der Arbeit einfach aufgehört. Die Badewanne steht auf Füßen, der Abfluss der Wanne öffnet sich über dem Abflussgitter im Steinboden. Man muss das Wasser sehr langsam ablassen, damit nicht das ganze Badezimmer geflutet wird. Der Toilettenpapierhalter hängt an einer schmalen Holzleiste, die mein Vater frei im Raum vom Boden bis zur Decke gespannt hat, nur für diesen Zweck. Im hellen Wohnraum stehen ein Kleiderschrank, ein Schreibtisch, ein Schaukelstuhl, zwei farbige Sitzsäcke und das mittlerweile durchgesessene Sofa von Gesine. An der Wand ein langes Bücherregal aus dicken Holzbrettern, die mein Vater mit einer Seilzugkonstruktion miteinander verbunden hat. Eine große, quadratische Holzplatte, die auf einem runden Podest liegt, dient als Tisch. Auf ihm stapeln sich noch mehr Bücher. Mir gefällt es, dass mein Vater kein Auto und keinen Fernseher besitzt, dass er seinen Staubsauger in einer alten dunkelblauen Ledertasche aufbewahrt, um ihn nicht herumstehen zu sehen, dass er seinen Strom eine Zeit lang selbst erzeugte, auf einem mitten im Wohnzimmer stehenden Heimtrainer. Es gibt keinen Herd, fürs Kochen genügen meinem Vater zwei Kochplatten, er sitzt dabei auf einem niedrigen Schemel, zerkleinert Gewürze in einem Mörser. Er stellt mit der Kornquetsche per Handkurbel seine Haferflocken selbst her, isst Äpfel samt Gehäuse. Eine Spülmaschine besitzt er nicht. Er geht oft allein zum Mittagstisch in kleine Lokale oder holt sich ein Brathähnchen. In seinem Kühlschrank sind nur Butter, Salami, Käse, Marmelade, ein paar Flaschen Bier. Er kauft erst ein, wenn er beschlossen hat zu kochen, und bereitet seit Jahrzehnten die gleichen Gerichte zu. Seine Butter bewahrt er in einer flachen Keramikdose mit Deckel auf, bedächtig arbeitet er sie mit dem Messer aus der Supermarktverpackung in das runde Gefäß hinein. Sein Geschirr steht in einem selbstgebauten Holzregal, lauter Einzelstücke aus Keramik, sein Besteck liegt offen in einem weißen Kunststoffkasten auf der Ablage neben dem Waschbecken. Im gleichen Raum, in dem er kocht und isst, schläft mein Vater, die Matratze liegt einfach auf dem Boden. Seine Wäsche trägt er schon jahrzehntelang in dem immer gleichen Sack zum nächsten Waschsalon. Während die Maschine läuft, liest er.

Meine Mutter möchte gerne, dass es bei uns ordentlich aussieht, aber nach einer Weile häufen sich die Dinge überall auf dem Boden an, Kleidung, Zeitschriften, Bücher und CDs. Meine Mutter stapelt ihre Sachen, um der Unordnung eine Struktur zu geben. Sie sitzt im Schneidersitz zwischen ihnen oder liegt auf dem Teppich auf ein paar zusammengeschobenen Zabuton. Sie praktiziert Reiki, um Beschwerden wie Menstruations- und Kopfschmerzen, Blasenentzündung oder Verdauungsprobleme zu lindern. Wenn ich Schmerzen habe, kopiert sie mir in der Bibliothek die entsprechende Seite aus ihrem Buch und markiert die relevanten Stellen. Sie zeigt mir die Griffe, täglich zwanzig Mal …, beginnt sie zu erklären, und ich weiß sofort, dass ich es niemals machen werde. An der Wand über dem Sofa in unserem Wohnzimmer hängt eine großformatige Kalligrafie von Yasukos Bruder. Gesine und Ludwig haben sie rahmen lassen. Für uns heißt er Onkel Sho, von Shodō, erklärt meine Mutter, dem Weg des Schreibens. In einer Vitrine stehen hübsche kleine Dinge aus Japan: bunt bemalte Figuren aus Ton, Lackarbeiten, aus Seide genähte Tiere und Blumen. Und die hauchdünnen Champagnerschalen, die meine Eltern von meinen Großeltern zur Hochzeit bekommen haben und die mein Vater nicht mitnehmen wollte, als er ausgezogen ist. Das Schlafzimmer meiner Mutter wirkt groß und leer mit dem schmalen, einzelnen Bett in der Ecke und dem Kleiderschrank an der Wand. Es ist etwas dunkler als in den anderen Zimmern, die Vorhänge bleiben zu, wenn sich meine Mutter ausruht. Ich blättere in einem der vielen kleinformatigen japanischen Taschenbücher, die auf ihrem Nachttisch liegen, aber ich habe keine Ahnung, was für Geschichten drinstehen.

*

Meine Mutter sieht sich interessiert den kleinen Flieger auf dem Monitor an, der sich um die Erde bewegt, murmelt die Entfernungen und die Namen der großen Städte, die sich ständig verändern, die Anzeige habe ich für sie auf Japanisch eingestellt. Immer wieder nimmt sie das kleine Album mit Familienfotos, das ich ihr auf den Tisch gelegt habe, in die Hand. Der Flugbegleiter kommt und bietet uns ein Getränk an, ich entscheide mich für ein Glas Rotwein und wühle in meiner Bauchtasche nach den Karteikarten und dem Klebeband. »Mama, wir fliegen zusammen nach Japan. Wir kommen um 17:20 Uhr in Osaka an. Ich sitze neben dir. Wenn ich einschlafe, kannst du mich wecken, Aki«, schreibe ich auf eine Karte und klebe sie an den Bildschirm meiner Mutter. Ich lehne mich zurück und starte einen Film. Nachdem meine Mutter mich zehnmal unterbrochen hat, tippe ich, sobald ich ihr mir zugewandtes Gesicht im Augenwinkel erahne, ohne meine Kopfhörer abzunehmen, auf die Karteikarte und sie liest meine Nachricht und sagt, ah, gut, danke, und schließt zufrieden wieder die Augen. Wir bekommen ein japanisches Essen serviert, danach schlafen wir beide ein, ich schlafe so tief, dass ich erst aufwache, als meine Mutter über mich steigt, zurück zu ihrem Sitz, sie hat es tatsächlich allein zur Flugzeugtoilette und wieder zurück an ihren Platz geschafft. Beim Aussteigen und in der Schlange für die Passkontrolle bin ich aufgekratzt und übertrage meine Energie auf meine Mutter, in null Komma nichts stehen wir mit unserem Koffer vor dem Fahrkartenautomaten an der Bahnstation, und ich krame nach dem japanischen Geld, das ich in Deutschland schon gewechselt habe. Während meine Mutter die Namen der Stationen studiert, löse ich unsere Tickets.

Als wir am Bahnhof in Kobe ankommen, sehe ich die Gestalt meines Onkels in der Ankunftshalle stehen und erschrecke. Er ist schwer geworden, seine Bewegungen sind die eines alten Mannes. Er hat kein eigenes Taxi mehr, dafür seinen neuen Fotoapparat dabei. Schon als Junge hat er mit einer 1000-Yen-Kamera kleinformatige Bilder geknipst, die in den Kindheitsalben meiner Mutter kleben. Nachdem sich die Geschwister begrüßt haben, als hätten sie sich eben erst gesehen, müssen meine Mutter und ich für Masayuki vor dem hässlichen Bahnhofsgebäude posieren. Da meine Tante Akemi sich gerade einer Chemotherapie unterziehen muss und ich ihr nicht zur Last fallen möchte, habe ich meiner Mutter und mir ein Hotelzimmer gebucht. Auf dem Weg dorthin sagt Masayuki immer wieder einzelne Wörter auf Deutsch. Seit klar war, dass meine Mutter auswandern würde, hat er es sich beigebracht, zu Hause, mithilfe einer wöchentlichen Radiosendung. Er zählt die Namen von aktuellen deutschen Politikern auf, sagt, er habe eine »Schleimhautentzündung« im Mund, und ich erinnere mich, wie ich mich als Kind freute, über den vertrauten Klang. Während wir einchecken, setzt sich mein Onkel mit seiner Zeitung in die Lobby. Wo sind wir hier, wo sind wir hier, Aki, fragt meine Mutter und läuft wie ein Kind staunend hin und her. Unser Zimmer liegt im 14. Stock, mit großen Fenstern und einem atemberaubenden Blick über den Hafen und das Meer. Meine Mutter setzt sich in den kleinen Sessel am Fenster und bewundert die Aussicht, trinkt den kalten Pfirsichsaft aus der Minibar, den ich ihr bringe. Warum sind wir hier? Sieh mal, da hinten ist ein Haus, das aussieht wie ein Schiff. Ich war noch nie in so einem schönen Hotel. Was kostet dieses Zimmer, Aki? Können wir das überhaupt bezahlen? Mama, du bist eingeladen, sage ich und sie lacht und bedankt sich. Als wir wieder runterkommen zu Masayuki in die Lobby, wundert meine Mutter sich, dass ihr Bruder zufällig dort sitzt.

Und dann ist er da, der Moment, für den ich diese Reise mit meiner Mutter unbedingt machen wollte: Wir stehen vor dem kleinen Haus meines Onkels. Masayuki dreht den Schlüssel im Türschloss, meine Tante Akemi kommt uns entgegen. Ich weiß, sie trägt eine Perücke.

Meine japanische Familie lebt noch immer in dem Haus, in dem meine Mutter aufgewachsen ist. Ihr Familienname, Mori, ist über dem Türstock in eine kleine Steintafel graviert. Das Kanji sieht aus wie drei beieinanderstehende Bäume, was ich immer lustig fand, Mori bedeutet Wald. Durch einen winzigen betonierten Eingangsbereich, der mit Schuhen übersät ist, gelangt man in einen Zwischenraum, den man nicht Flur nennen kann. Geradeaus führt eine steile dunkle Holztreppe hinauf in den ersten Stock, sie ist so schmal, dass die Wand einen wieder auf Spur bringt, wenn man aus dem Gleichgewicht gerät, die Treppe knarzt, man kann es gar nicht vermeiden, und weiß so immer, ob jemand kommt. Ebenerdig geht es links durch eine Schiebetür in den Wohnraum, traditionell in Tatami, von dem wiederum zwei kleine Räume abgehen, nach vorne der Schlafraum, in dem auch tagsüber immer elektrisches Licht brennt, das Rollo am Fenster zur Straße bleibt verschlossen, und nach hinten die Küche. Während meine Mutter mit ihrem Bruder plaudert, stehe ich dort mit meiner Tante, inmitten von Töpfen und Pfannen, die an zahllosen Haken von der Decke herunterhängen, und erzähle von der Reise, den Kindern, frage nach den Umständen von Yasukos Tod. Meine Mutter sitzt in ihrem Elternhaus am Esstisch, alles sieht noch genauso aus wie in meiner Kindheit. Mit roten Wangen saß sie früher hier im Schneidersitz auf dem Boden beim Abendessen, ihre Stimme war lauter als zu Hause, ihr Mund weit geöffnet, wenn sie lachte. Neben ihrem Bruder sah sie plötzlich heimisch aus. Schon am Flughafen wirkte sie immer gleich lebendiger, aufrechter, endlich nicht mehr fremd. Masayuki kam uns mit seinem Taxi abholen, wir fuhren ohne Anschnallgurt. Im Haus angekommen setzten wir uns immer als erstes an den Tisch und tranken einen Tee. Es dauerte nicht lange und das alte Telefon in der Ecke klingelte, die vielen Freundinnen und Cousinen meiner Mutter wollten sich mit ihr verabreden. Kenta und ich saßen bei den Treffen dabei, wenn die Frauen redeten und redeten.

Aki, wie hältst du deine Teetasse? So musst du sie halten! Zu Hause ist es meiner Mutter egal, wie ich meine Teetasse halte, in Japan zeigt sie mir immer wieder die korrekte Haltung, der Tassenboden ruht auf der flachen linken Hand, während die rechte mit geschlossenen Fingern die henkellose Tasse umgreift. Man führt sie mit beiden Händen zum Mund, in einer langsamen und bedächtigen Bewegung, jeder Schluck ist ein Genuss. Entgeistert schüttelt meine Mutter den Kopf und sieht mich streng an. Akemi lacht nur, sie schlüpft durch den Fadenvorhang wieder zurück in die Küche, erst hört man die dunklen Holzperlen klackern, dann das Geschirr, die schon angelaufene Glastür, die die Räume trennt, bleibt offen stehen, nur wenn Akemi etwas anbrät und es laut zischt und raucht, schiebt sie die Tür zu. Meine Tante serviert uns das Abendessen, in Windeseile füllt sich der Tisch mit einer Vielzahl hübsch gemusterter runder und eckiger Tellerchen und Schüsseln für die verschiedenen Soßen und Speisen, erst Sashimi mit zu feinen Fäden gehobeltem Rettich, frischen Shiso-Blättern und einem Klecks Wasabi, dazu Otsukemono, zur Feier des Tages gleich mehrere Sorten, Gurke und Aubergine, weil meine Mutter die am liebsten mag, dann Makrele mit Reis und Miso-shiru, in der kleine Venusmuscheln schwimmen. Ich erinnere mich, wie ich als Kind hier saß und gedankenverloren meine Stäbchen senkrecht in meine Schale mit Reis steckte, meine Mutter erschrak und schimpfte, nur den Toten wird das Essen so serviert.

Iss bloß den Reis zum Schluss, Aki, ermahnt mich Masayuki, verdirb dir nicht den Appetit damit! Meine Mutter stellt während des Essens wieder und wieder dieselben Fragen. Während Akemi geduldig antwortet und uns Tee nachschenkt, in der Ecke, auf einem Tablett am Boden, steht immer der Heißwasserspender bereit, rollt mein Onkel mit den Augen und sagt, Schwesterchen, wenn man so viel gutes Essen vor sich stehen hat, sollte man nicht so viele Fragen stellen. Iss, iss! Ich frage ihn nach Yasukos Omamori, ich würde es gerne meiner Mutter geben, aber sie haben es meiner Großmutter mit in die Urne gelegt. Meine Tante zieht ihr Omamori heraus, sie trägt den runden Anhänger an einer langen Kette unter ihrem Oberteil, in einer kleinen Stoffhülle, damit er keine Kratzer bekommt. Mein Onkel zeigt auf eine Stelle an der Wand, an einem Nagel im Holzpfosten der Schiebetür baumelt sein Anhänger. Er habe sein Omamori sein Leben lang nicht getragen und es sei ihm trotzdem nie etwas passiert, sagt er und lacht. Er freut sich über den Schweizer Käse, den ich für ihn ins Land geschmuggelt habe. Akemi schneidet ihn in winzige Würfel, die mein Onkel zum Nachtisch mit dem Zahnstocher aufpikst und voller Genuss verspeist. Er bietet mir ein Glas Umeshu an, die grüne Pflaume, die in der süßlichen Flüssigkeit schwimmt, sieht durch das Glas viel größer aus, als sie in Wahrheit ist. Meine Tante läuft ohne Unterlass zwischen Küche und Wohnraum hin und her, ich sehe sie nie essen, es sei denn, mein Onkel führt uns zum Abendessen in ein Lokal aus. Eine Spülmaschine hat Akemi nicht, im Waschbecken türmt sich das Geschirr, ich möchte ihr gern helfen, stehe aber, wenn ich es versuche, nur im Weg.

Nach dem Abendessen gehen wir nach oben in Yasukos altes Zimmer, es sieht noch genauso aus wie früher, in einer durch eine Holzstufe abgesetzten Nische befindet sich der buddhistische Familienschrein. Mein Großvater ist früh verstorben, ich habe ihn nie kennengelernt, ich weiß nicht einmal seinen vollen Namen, sah immer nur den eingestaubten Schrein, dessen Opfergaben, Obst und Blumen, nur selten erneuert wurden. Nahezu jeder japanische Haushalt hat so einen Schrein, unabhängig davon, wie es um den tatsächlichen Glauben der Familie steht. Masayuki muss dafür bezahlen, dass einmal im Monat ein Mönch des dazugehörigen Tempels zum Beten ins Haus kommt. Mein Blick fällt auf das große gerahmte Schwarz-Weiß-Foto darüber an der Wand, es zeigt einen Mann mit schneeweißen Haaren, in Haori und Hakama. Ich dachte lange, es sei mein Großvater, und wunderte mich darüber, dass er so eine weite Kimono-Jacke und diesen plissierten Hosenrock trug, ich betrachtete ihn andächtig, aber heute weiß ich, es ist der »Meister des Lichts«. Ich frage mich, wie Yasuko zu dieser Glaubensgemeinschaft fand, warum sie derart darin aufging. Der Schrein sieht sauber und feierlich aus, mit den goldenen Schriftzeichen auf den schwarz lackierten Holzplanken. Davor, auf einem kleinen Podest arrangiert, stehen zwei silberglänzende eckige Stoffbehältnisse, mit einer Schleife geschmückt wie ein Geschenk. Ein Foto von Yasuko, aufgenommen wenige Wochen vor ihrem Tod, steht eingerahmt neben ihren Überresten. Jeden Tag gehe sie zweimal nach oben, sagt Akemi, um Yasuko frischen Tee und Reis zu bringen, regelmäßig wechsle sie die Blumen in der kleinen Vase, lege eine Mandarine neben die Tasse meiner Großmutter. Mein

Onkel macht sich lustig darüber, er steige die Treppen nur noch hinauf, wenn es unbedingt sein müsse. Als ich ihn frage, ob Yasukos Asche in den Behältnissen sei, sagt er nein, eigenhändig habe er mit Stäbchen die unverbrannten Knochenreste aus der Asche geholt, die des Körpers in das größere, den Kehlkopf in das kleinere Gefäß gegeben. Meine Mutter sieht mich fragend an.

# KAWAKU

Wenn meine Mutter verreist, beschäftigt sie das Aussetzen ihres Zeitungsabonnements für die Dauer der Reise länger als die Reise selbst. Sie habe ungeheuer viel zu tun, sagt sie und schreibt den Anruf wochenlang immer wieder auf ihre To-do-Liste. Die Scheu vor diesem Telefonat steigt ins Unermessliche. Manchmal erbarme ich mich und erledige es für sie, einfach nur, damit sie nicht mehr darüber spricht. Sie fasst mich am Arm und sieht mich eindringlich an, danke, Aki, du hast mir sehr geholfen!

Wenn meine Mutter sich mit jemandem trifft, sagt sie danach häufig, es sei schrecklich anstrengend gewesen, sie habe so lange zuhören müssen. Die Deutschen redeten nur von sich. Zu mehreren Bekannten hat sie ohne Vorwarnung per Postkarte den Kontakt abgebrochen, ich frage mich, ob diese Menschen ahnen, warum. Einmal kam sie empört von einem Besuch, Aki, stell dir vor, heute bei Frau Weber, den ganzen Nachmittag stand das Fenster offen, mir war so kalt! Warum hast du das Fenster nicht zugemacht oder Frau Weber darum gebeten, fragte ich sie, aber meine Mutter schnaubte nur verächtlich und beendete das Gespräch. Sie ging nie wieder zu dieser rücksichtslosen Frau.

Ein älteres Mädchen kommt in unsere Klasse. Natascha hat einen Freund, mit dem sie schläft, Erfahrungen mit Drogen und Piercings in Zunge und Bauchnabel. Sie hat helle Haut, blonde Wimpern und Augenbrauen, die sie mit dunklen Strichen übermalt, um sie sichtbar zu machen. Wir leihen uns gegenseitig Klamotten. Ihre Sachen verleihen mir ein wenig von ihrer Coolness. Unter Nataschas Einfluss lasse ich mir einen Nasenstecker und ein Lippenpiercing stechen. Das Piercing-Studio schüchtert mich ein, die vielen tätowierten Männer in ihren Lederwesten, unzählige Ringe in den Ohren. Ich lasse mir nichts anmerken und zeige die gefälschte Unterschrift meiner Mutter vor. Sie erschrickt fürchterlich, als ich mit dem großen Ring in der Lippe nach Hause komme. Sie kann nichts ausrichten gegen mich. Ich tue, was ich will, und beschimpfe sie, wenn es mir passt. Je lauter ich werde, desto stiller wird sie. Ich sehe aus wie ein Ochse. Die Stelle entzündet sich und ich muss das Loch zuheilen lassen. Ich lasse das Piercing nachstechen und gebe erst auf, als es sich erneut entzündet. Mein Vater reagiert gelassen auf meinen Look. Für meine Großeltern ist er die Ausgeburt der Sünde. Zusammen mit Natascha stehle ich in der Fußgängerzone bei H&M einen Bikini. Wir lassen ihn in der Umkleidekabine in unserem Eastpak verschwinden. Die Ladendetektivin erwischt uns und ruft die Polizei. Im Hinterzimmer jammern und weinen wir hysterisch. Wir lügen, dass wir von unseren Vätern geschlagen würden. Die Ladendetektivin will uns gehen lassen, aber die Polizei ist bereits auf dem Weg. Meine Mutter muss mich abholen kommen.

Etwas später stehle ich wieder, diesmal einen Gürtel bei Woolworth. Meine Freundin Vera ist dabei, sie rät mir noch, es zu lassen, aber ich höre nicht auf sie. Fest umfasst der Ladendetektiv meinen Arm. Er ist dick und bärtig, trägt eine ausgebeulte Schirmmütze auf dem Kopf. Er riecht nach Schweiß. Die bayerischen Polizisten, die mich mit dem Streifenwagen auf die Wache bringen, sind furchtbar nett. Ich sitze hinten und schaue verwirrt nach vorne, sie lächeln mich über den Rückspiegel an, nennen mich »Rebchen« und fragen, warum ich denn so einen »Schmarrn« machen würde. Ich weiß es selbst nicht. In meinem Geldbeutel wäre genug Geld gewesen. Zum Geburtstag und zu

Weihnachten bekomme ich von Gesine und Ludwig 300 Mark. Erneut muss meine Mutter mich auf der Polizeiwache abholen. Sie sagt nicht viel, sieht mich nur böse an, sie hat gerade Besuch von einer japanischen Freundin, die noch auf dem Sofa sitzt, als wir nach Hause kommen. Kleinlaut verschwinde ich in mein Zimmer. Kenta lässt mich seine Verachtung lange spüren, er hält nichts von meiner Rebellion, dem Alkohol, dem Rauchen, dem Coolsein. Ich beschließe, das Stehlen endgültig aufzugeben. Meine Mutter sagt, mein Vater habe auch öfter gestohlen, diese Krankheit hätte ich von ihm.

Mein Vater trägt braune Cord- oder Cargo-Hosen und dazu kurzärmlige Freizeithemden, sein dunkelbrauner Pullover aus Nicki ist an den Ellenbogen schon ganz fadenscheinig, er trägt ihn, seit ich mich erinnern kann, genau wie seine Badehose, die er, als wir Kinder waren, an der Adria bei einem Strandverkäufer erstanden hat. Bei festlichen Anlässen muss er mir versprechen, dass er nicht in Sandalen mit Socken kommt. Wenn er Hemd und Leinensakko trägt, möchte er gelobt werden.

Den Silvesterabend des Jahrtausendwechsels verbringe ich zu Hause mit meiner Mutter. Kenta ist ausgezogen und wir sind übrig geblieben. Meine Mutter würde lieber in die Badewanne und ins Bett gehen, aber ich zwinge sie, wach zu bleiben an diesem besonderen Abend. Ich schleppe sie mit zu einem großen Feuerwerk in der Stadt. Es ist bitterkalt und glatt, im Zentrum wimmelt es von Menschen, wir sind spät dran, gleich wird es Mitternacht schlagen. Schon krachen die ersten Feuerwerkskörper in unmittelbarer Nähe. Ich halte mir die Ohren zu, stapfe vorneweg durch die Menschenmenge, auf der Suche nach meinen Freunden, meine Mutter im Schlepptau, die auf ihren kleinen Füßen über das Eis schlittert. Ihr hilfloser Blick gibt mir den Rest, entnervt halte ich sie am Oberarm fest. Endlich entdecke ich meine Clique, aber alle sind schon so betrunken, dass ich am liebsten wieder mit meiner Mutter nach Hause fahren würde.

Als ich durch meine Führerscheinprüfung falle und unglücklich nach Hause komme, sagt meine Mutter ungerührt, sie sei im Leben sehr gut ohne Führerschein zurechtgekommen. Sie habe mehrfach versucht, ihn zu erwerben, die theoretische Prüfung auf Anhieb auch bestanden, aber das Fahren sei schwierig gewesen, sie habe Angst gehabt, etwas falsch zu machen, und den Fahrlehrer nicht richtig verstanden. Sie war gar nicht interessiert daran, Auto zu fahren, sie fühlte sich dazu verpflichtet, um, so sagte es Gesine, ihren Mann damit entlasten zu können.

Zum Abitur schenkt mein Vater mir einen Fiat 500 in Violett-Metallic und eine gemeinsame Reise nach China. In Shanghai spielen wir auf einem großen öffentlichen Platz Karten und werden schnell von chinesischen Männern umzingelt, sie wollen herausfinden, nach welchen Regeln wir spielen. Wir verwenden ein Kartenset mit Abbildungen der berühmten Terrakottaarmee. Mein Vater hat einige Zeit lang chinesische Zeichen gelernt. Als er im Aufzug die Zahl fünf, »wu«, so ausspricht, dass ein Chinese ihn versteht und für uns den richtigen Knopf drückt, strahlt er mich glücklich an. Er befragt täglich das I-Ging, das Buch der Wandlungen, lässt mich drei Münzen werfen, um ein Hexagramm zu erstellen, feierlich verliest er das Ergebnis des Orakels. Erst kann ich nichts damit anfangen, aber er betreibt dieses Hobby mit solcher Ernsthaftigkeit und Freude, dass es mich doch irgendwann interessiert. In Chongqing besteigen wir ein Schiff, um den Yangtse zu befahren. Wir teilen uns eine enge Viererkabine mit zwei netten chinesischen Geschäftsmännern, wir kommunizieren mit einem kleinen Wörterbuch und viel Körpereinsatz. Als mein Vater Fieber bekommt und an Bord bleiben muss, nehmen mich die beiden unter ihre Fittiche und ich gehe allein mit ihnen zum Essen. Sie bestellen einen ungeheuer großen Fisch, der köstlich schmeckt.

Ein einziges Mal nehme ich meine Freundin Vera mit ins Haus meiner Großeltern. Es liegt auf unserem Weg mit dem Auto nach Paris, wo ich ein Praktikum in einem großen Unternehmen mache, mein Großvater hat es für mich organisiert. Während des Kaffeetrinkens fragt Vera, wo denn das Klo sei, und kriegt einen roten Kopf. Als wir endlich wieder in meinem kleinen Fiat sitzen, lachen wir lauthals über diesen Fauxpas im vornehmsten Haus, in dem sie je gewesen ist. An meinem ersten Tag als Praktikantin sagt man mir, der Chef höchstpersönlich habe mir einen Platz in der Parkgarage gemietet und sei vorab zu meinem Hotel gefahren, um nachzusehen, ob es ordentlich sei. Die ganze Belegschaft behandelt mich zuvorkommend, was mich tief beschämt.

Meine Mutter kommt mich in Passau besuchen. Sie kann nicht glauben, dass mein Studentenzimmer nur wenige Meter entfernt ist von ihrer Unterkunft aus der Zeit am Goethe-Institut. Untergehakt laufen wir über die Brücken, betrachten den Dom und die Burg, gehen gemeinsam die Wege, die damals ihre waren. Ich fahre regelmäßig zu ihr am Wochenende und in den Semesterferien, aber diese Jahre, so weit weg von meiner Mutter, sind eine große Befreiung.

Als ich für ein Jahr nach Südfrankreich gehe, kommt meine Mutter mich ebenfalls besuchen und bringt mir einen selbstgetöpferten Aschenbecher mit. Wir fahren mit dem Auto zusammen die Küste entlang, schlafen jede Nacht woanders, Cannes,

Nizza, Antibes. Wir klappern die Museen ab. Im Restaurant führen wir keine regen Tischgespräche, aber immerhin erleben wir gemeinsam etwas. Meine Mutter ist dankbar und froh über die Unterkünfte, die ich organisiere, und das Essen, das ich bestelle. Ich bin ihre Reiseleiterin. Einmal finde ich in einem Laden ein Kleidungsstück, das mir gefällt. Meine Mutter sagt, sie wolle es mir schenken, nimmt mir das Teil aus der Hand und geht allein vor zur Kasse, während ich überrascht in der Umkleidekabine stehe und mich über ihre plötzliche Entschlossenheit freue.

Seit ich ausgezogen bin, ist meine Mutter aufgeblüht, lernt an der Volkshochschule Englisch und Italienisch, hat wie früher einen Malkurs belegt, mit dem Chor singt sie das *Deutsche Requiem* von Brahms, fleißig übt sie zu Hause für ihre Auftritte. Zu meinem Geburtstagsfest lade ich meine Mutter ein, sie bringt mir einen bunten Strauß Tulpen mit und kocht einen großen Topf Misosuppe, teilt sie in der Küche meiner Wohngemeinschaft aus. Wenn ich meine Mutter frage, ob wir etwas unternehmen wollen, Museum, Kino, Schwimmbad, Einkaufsbummel, sagt sie immer, ja gerne, ich komme mit.

Wenn wir schlimm streiten, sagt meine Mutter manchmal, dass sie am liebsten ganz weit weggehen würde, um nur noch zu weinen. Aber ich habe meine Mutter mein ganzes Leben lang kein einziges Mal richtig weinen sehen. Der Schmerz in ihr ist verknöchert, sie trägt ihn wie ein großes Gewicht mit sich herum. Wenn ich sie frage, ob sie traurig sei, sagt sie immer nein, nur müde. In ihrer Wohnung hat sie eine große eigene Malerei hängen, die Leinwand zeigt das Antlitz einer Frau, Tränen laufen ihr die Wangen hinab, dazu der Schriftzug ach, ach, ach. Das Gemälde ist inspiriert von Johann Christoph Friedrich Bachs *Lamento* in e-Moll. Meine Mutter hat es in der Aufnahme mit

Magdalena Kožená eine Zeit lang rauf und runter gehört: »Ach, ach, ach, dass ich Wassers gnug hätte in meinem Haupte und meine Augen Tränenquellen werden, dass ich Tag und Nacht beweinen könnte meine Sünde.« Wenn ich jammere, unsere Familie sei so verkorkst, sagt meine Mutter entschieden, alle Familien hätten Probleme.

Wenn wir bei Tisch sitzen und meine Mutter Durst hat, merke ich es deutlich vor den anderen. Ihr suchender Blick, die Art, wie sie ihr Glas hält, ich spüre es einfach. Ich möchte ihr das Wasser aber nicht geben. Ich möchte, dass sie sich selbst einschenkt oder laut und deutlich nach dem Wasser fragt. Im Restaurant schlagen Kenta und ich ihr Gerichte vor, von denen wir meinen, sie werde sie mögen. Manchmal schaffe ich es, nichts zu sagen, wenn sie fragt, Aki, was soll ich essen, und sehe unbeteiligt zur Seite, wenn die Bedienung kommt. Meine Mutter kann nämlich, nach mehrfacher Nachfrage, selbst entscheiden und artikulieren, was sie essen möchte. Sie sieht mich dabei ungläubig an.

Richtet jemand das Wort an sie, antwortet meine Mutter meist viel zu spät, oft leise und unverständlich, manchmal gar nicht. Ich muss sie füllen, diese bedrohliche Lücke zwischen den Menschen und ihr. Es ist mir unbegreiflich, wie meine Mutter es als junge Frau geschafft hat, hier in Deutschland Fuß zu fassen. Sie hatte nur zwei Koffer, ein bisschen Geld und ihre eigene Stimme. Sie musste Deutsch lernen, arbeiten, ein Zimmer finden, sich ein ganzes Leben einrichten.

*

Als wir spätabends ins Hotel zurückkommen und endlich im Bett liegen, kommt meine Mutter nicht zur Ruhe, sie versteht nicht, wo wir sind, warum wir nicht bei ihrem Bruder schlafen, und ich komme mir dumm vor, dass ich uns ausgerechnet so ein Luxushotel gebucht habe. Türen, die sich öffnen und schließen, wecken mich nach einem sehr kurzen Schlaf. Meine Mutter irrt durch die Suite, findet die Toilette nicht, ich muss aufstehen, mache Licht, nehme sie an der Hand und begleite sie zur Toilette. Immer wenn ich denke, jetzt sei es geschafft, merke ich im Halbschlaf, wie sie sich erneut im Bett aufrichtet und sich auf den Weg macht, wieder und wieder. Ich knipse die kleine Bettlampe an, hole mir Cracker und ein Bier aus der Minibar, ich bitte meine Mutter, mir etwas über Yasuko zu erzählen. Sie spricht lange über die Sekte. Manchmal döse ich kurz ein, während sie redet, aber es wird vier, fünf, sechs Uhr morgens und sie findet nicht in den Schlaf, versteht nicht, wo sie sich befindet. Im Dunklen berühre ich ihre Hand und sage, ich bin bei dir, du musst dir keine Sorgen machen, da fragt sie plötzlich, Aki, bin ich krank? Warum bist du da?

Obwohl es noch zu früh ist, um zum Frühstück zu gehen, beschließe ich, aufzustehen und den Tag zu beginnen, zu duschen, mich anzuziehen, einen Plan zu verfolgen. Später, im Speiseraum in der 17. Etage, ist meine Mutter so verloren, dass ich mich nicht einmal traue, sie am Tisch sitzen zu lassen, um ein Glas Orangensaft zu holen. Hand in Hand wandern wir das Buffet ab, schlängeln uns übermüdet an den Tischen und Stühlen der anderen Gäste vorbei, die die Aussicht auf die Berge und den Hafen genießen. Neben der Erschöpfung macht sich Traurigkeit in mir breit, von dem vielen feinen Essen bekomme ich kaum etwas herunter.

Mein Onkel und meine Tante erwarten uns erst am Nachmittag, aber nach einem kurzen Gang durch eine Passage mit Geschäften, in denen meine Mutter sich normalerweise liebend gern umsehen würde, brechen wir den Einkaufsbummel ab und fahren einfach zu ihnen. Zusammengesunken sitzt meine Mutter neben mir auf dem Rücksitz, die Hände vor ihrem Gesicht. Vor der Haustür angekommen, lasse ich sie den Klingelknopf drücken. Meine Tante hat diesmal keine Perücke auf, nur ein Tuch um den kahlen Kopf gebunden, aber meine Mutter bemerkt es gar nicht. Wir trinken einen Tee und ich erzähle Akemi von der Nacht und wie schlecht es meiner Mutter ging im Hotel, da sagt sie, bleibt doch einfach hier, und sucht Schlafanzüge und Zahnbürsten für uns heraus. Sie breitet oben in Yasukos Zimmer die Futons für uns aus. Meine Mutter legt sich sofort hin, wir werden neben Yasukos Überresten schlafen.

Als meine Mutter aufwacht, setzt sie sich zu mir an Yasukos Tisch, wir sitzen über Eck, ganz nah beieinander, so wie früher sie mit ihrer Mutter, da fragt sie mich zum ersten Mal, wer ich sei, und ich erkläre ihr, dass sie zwei Kinder habe, Kenta und mich, und dass wir zu zweit verreist seien, nach Japan, in ihre Heimat, die sie vor über fünfzig Jahren verlassen hat. Meine Mutter fragt wieder und wieder, wer ich denn nun sei, bis ich plötzlich in Tränen ausbreche. Erschrocken sieht sie mich an, bitte weine doch nicht, sagt sie und fasst mich am Oberarm, dann wird sie ganz still. Später begleitet uns Akemi zum Markt, in der Apotheke kaufe ich ein leichtes Schlafmittel für meine Mutter. Aus der Entfernung höre ich sie sagen, da war doch eben noch diese deutsche Frau, und weiß, sie meint mich. Danach essen wir in einem Restaurant zu Abend, mein Onkel bestellt reichlich, große Platten werden gebracht, hauchdünn geschnittene Scheiben Rindfleisch, Rinderzunge, die ich nur meinem Onkel zuliebe esse, dazu Salatblätter, in die man das Fleisch einwickelt, bevor man es in die Soße tunkt, Suppe, Reis, eingelegtes Gemüse. Früher war das Essen in diesem Restaurant ein Höhepunkt unserer Reise, Kenta und ich lachten uns tot, wenn Masayuki »brrrrrrraten« sagte mit einem langen gerollten r, während er gut gelaunt mit der Klemmzange das fein durchwachsene Rindfleisch auf dem Tischgrill in der Mitte briet, wir beugten uns vor und sahen ihm dabei zu, wie er den leuchtend weißen Würfel Fett über dem Rost verteilte, schraken zurück, wenn es laut zischte und die Flammen hochschossen. Ich hatte mich so darauf gefreut, wieder hier zu essen. Meine Mutter sitzt neben mir und sagt den ganzen Abend kaum ein Wort. Als ich sie frage, Mama, bist du traurig, sagt sie ja. Zu Hause, als wir schon auf dem Futon liegen, gebe ich ihr unter einem Vorwand das Schlafmittel. Meine Mutter wundert sich kurz, schluckt dann aber die Tabletten und schläft elf Stunden durch, sie geht die ganze Nacht kein einziges Mal auf die Toilette. Ich telefoniere nebenan leise mit Kenta, der mich daran erinnert, hier Schuhe für unsere Mutter kaufen zu gehen, dann liege ich neben ihr und lausche ungläubig ihrer gleichmäßigen Atmung, unendlich dankbar, nicht im Hotel, sondern im Haus meines Onkels zu sein.

Morgens wacht meine Mutter auf und findet auf Anhieb allein die Toilette. Sie schlüpft sogar in die dafür vorgesehenen alten grünen Kunststoffschlappen, für die ich keine Geduld habe und über die ich regelmäßig stolpere. Sie haben eine dicke Sohle, die einsinkt, wenn man den Fuß auf sie setzt, die Schuhe quietschen. Yasuko ging jahrzehntelang in diesen Schlappen auf die Toilette, als sei es das Natürlichste auf der Welt. Wenn meine Großmutter in der Nähe war, hatte ich immer das Gefühl, die Schuhe sprächen zu mir, und ich zog sie widerwillig an. Wenn

Yasuko mich dabei erwischte, wie ich auf Socken oder sogar barfuß die Toilette betrat, schüttelte sie den Kopf und murmelte unverständliche Worte vor sich hin. Die Toilettenbrille ist passend zu den Schlappen ebenfalls grün, sie ist gepolstert und mit einem Frotteeüberzug versehen, sie sinkt wie die Schlappen ein, wenn man sich setzt. Der Toilettenraum ist so klein, dass man mit den Knien fast an die Wand stößt. Die Spültaste der Toilettenspülung betätigt gleichzeitig einen kleinen Wasserhahn, der oberhalb des Spülkastens in ein winziges Waschbecken abläuft. Ich schaffe es nie, mir die Hände zu waschen, ohne Wand und Boden nasszuspritzen.

Aki, ich habe von Japan geträumt, wir standen an der Straße und wollten ein Taxi anhalten, sagt meine Mutter, als sie sich zurück auf den Futon setzt. Das hast du nicht geträumt, Mama, sage ich, wir sind in Kobe und das mit dem Taxi ist wirklich passiert, wir mussten lange warten, bis endlich eines gekommen ist. Sie blickt sich um und erkennt das Zimmer ihrer Mutter. Das kann ich ja gar nicht glauben, sagt sie, wie sind wir hierhergekommen, da muss man sehr lange fliegen, aber ich sehe, dass es stimmt, und ich freue mich. Wir rollen unsere Futons zusammen und setzen uns an Yasukos Tisch, meine Mutter greift sich ein altes Magazin, es ist das Monatsblatt der Sekte. Ich ziehe eine Schublade auf und hoffe auf einen kleinen Gegenstand, den ich mitnehmen kann, in einem Schränkchen finde ich Yasukos Schmuck, ihre schmale Armbanduhr von Seiko und den Ring mit dem grünen Jade-Stein, Mama, sieh mal, diese Ketten und Broschen von Yasuko, möchtest du die haben? Seelenruhig kramt meine Mutter in einem Karton voller alter verbogener Haarklammern, eingetrockneter Kosmetikproben und Einweg-Nagelfeilen. Sie nimmt jeden Gegenstand in die Hand, betrachtet ihn genau, gemeinsam sortieren wir: Dinge, die noch gut sind, Dinge, die wir mit nach Hause nehmen möchten, Dinge, die weggeschmissen werden können, meine Mutter will sogar Notizzettel und Sicherheitsnadeln mitnehmen, alles sei noch gut, sagt sie und ich lasse sie in dem Glauben, dass wir es so machen werden. Wir finden viele Sachen, die meine Mutter ihrer Mutter aus Deutschland zum Geburtstag geschickt hat, einen Flaschenöffner von WMF, eine Gartenschere, eine Lederhandtasche mit dem intakten Aufkleber von Ludwig Beck am Rathauseck auf dem Innenfutter. Von Yasukos alter Geldbörse entferne ich einen kleinen Anhänger und befestige ihn an meinem Geldbeutel, es ist eine weiße Doppelperle, die an ein Püppchen erinnert, sie klingelt. Wir finden einen daumennagelgroßen Omamori-Anstecker, er ist rund und hat ein dunkelgrünes geometrisches Muster, Aki, nimm du ihn, dann beschützt er dich, sagt meine Mutter und ich stecke den Talisman ans Münzfach meines Geldbeutels. Sie berührt den Anhänger an ihrer Kette. Aber wir haben ja gar keinen Koffer, wundert sie sich und hat ausnahmsweise einmal recht. Unser Gepäck wird bis zum Tag unserer Abreise im Hotel bleiben.

Nach einem späten Frühstück machen meine Mutter und ich uns mit Akemi auf den Weg zum Markt, eine lange überbaute und verwinkelte Passage mit einer Vielzahl kleiner Stände und schmaler Lädchen, gleich um die Ecke. Als Kind habe ich es geliebt, mich dort in den Gängen zu verlieren, alles sah so anders aus als zu Hause. Ich verschlang das fremde und mir gleichzeitig doch vertraute Essen, gepresstes Fischfleisch und kleine runde Reiskuchen am Stiel. Besonders mochte ich, wie Takoyaki zubereitet wurden, wie der Mann mit dem Kopftuch Teig in eine spezielle Pfanne mit vielen gleich großen Mulden goss, jeweils ein Stück Oktopus darin versenkte und dann mit langen Nadeln die fest gewordene Masse wendete. Die Kugeln bekam man mit einer Menge Mayonnaise und dickflüssiger brauner süßer Soße serviert. Yasuko kaufte mir alles, was ich probieren wollte, und sah mir zufrieden beim Essen zu. Alle drehten sich nach uns um.

Im Stoffladen, in dem sich die Rollen mit den Stoffbahnen auftürmen und den ich als Kind schon so gerne mochte, suche ich mit meiner Mutter ein paar Stoffreste aus, während der mittlerweile uralte Ladenbesitzer hinter seinem Tisch auf einem Stuhl zusammengesackt tief und fest schläft. Ich versuche ihn höflich zu wecken, aber er wacht nicht auf. Die Frau vom Blumenladen gegenüber kommt zu Hilfe, ruft laut seinen Namen, er habe Kundschaft. Er tippt bedächtig die Beträge, die er handschriftlich auf kleine Papierzettel geschrieben und mit einer Schnur an die Stoffreste gebunden hat, in seinen Taschenrechner, er tippt und tippt, vertut sich, beginnt wieder von vorne, bis er es irgendwann mit meiner Hilfe schafft, den richtigen Betrag abzukassieren. Nebenan verkauft ein anderer uralter Mann selbstgemachte Limonade. Mit einem Schöpflöffel füllt er die Flüssigkeit aus großen angelaufenen Glasgefäßen in winzige Becher. Es schmeckt pappsüß, aber ich nehme mir vor, jeden Tag bei ihm ein Gläschen zu kaufen. Der Markt hat sich verändert, nicht wahr, viele Läden mussten schließen, sagt Akemi, Kimono-Zubehör oder Tassen kann man hier leider nicht mehr kaufen. Meine Mutter betrachtet neugierig die Auslagen beim Konditor, bis ins kleinste Detail gearbeitete erbsengroße Blümchen aus Zucker in quietschbunten Farben, beim Obsthändler bewundert sie wie früher ich die riesengroßen Äpfel, die wie Zirkusakrobaten aufeinander stehen. Wir gehen in das alte Kaufhaus um die Ecke, Wechselwäsche für die kommenden Tage besorgen. Hier haben Kenta und ich als Kinder mit einer Handvoll 100-Yen-Münzen unsere Nachmittage verbracht, tagein, tagaus gaben die uralten Spielkonsolen im Zwischengeschoss die gleiche Musik von sich, die Spieljetons schepperten ohrenbetäubend, wenn wir unsere Münzen in die Wechselmaschine warfen.

Der Dream Catcher erwischte nie das ersehnte Stofftier, jedes Mal nahm ich mir vor, nie wieder darauf hereinzufallen, und probierte es doch immer wieder. Im Fotoautomaten ließen mein Bruder und ich kleine Sticker von unseren Köpfen drucken, die umrandet waren mit japanischen Comic-Helden. Wir spielten Pac-Man und fuhren im Schnellzugsimulator mit dem Shinkansen, bis es Abend wurde und wir zum Essen mussten. Wir flitzten durch die Passage zurück und über die Brücke, links in die enge Straße hinein, in das kleine gemütliche Haus unseres Onkels.

Auf dem Heimweg bleibt meine Tante plötzlich auf der Brücke stehen und zeigt auf den Boden, genau hier sei Yasuko damals zusammengebrochen, ein Passant habe sich um sie gekümmert, ein Nachbar die Familie alarmiert, sodass Akemi im Notarztwagen mit ins Krankenhaus fahren konnte. Nach dem Schlaganfall konnte meine Großmutter nicht mehr nach Hause zurück, weil sie die steile Treppe zu ihrem Zimmer nicht hinaufkam, aber im Kopf sei sie ganz klar gewesen, noch viele Jahre lang. Meine Mutter versteht nicht, wovon die Rede ist, Akemi erklärt ihr freundlich wieder und wieder, vor wie vielen Jahren Yasuko ins Heim gekommen und wann sie gestorben ist. Ihr Gesicht sei glatt und friedlich gewesen im Tod, sagt meine Tante und berührt meine Mutter am Oberarm. Als meine Mutter im Vorbeigehen an einer Kleiderstange voller Nachthemden stehen bleibt, gehen Akemi und ich ein paar Schritte vor, Akemi sagt, bei ihrem letzten Besuch vor sieben Jahren sei ihr bereits aufgefallen, dass meine Mutter öfter das Gleiche erzählt habe. Jeden Tag sei sie zu Yasuko ins Heim gefahren, alle Heimbewohner hätten sich sehr darüber gefreut, sie habe alle unterhalten. Ich frage mich, wie es für meine Mutter war, zum ersten Mal ohne ihre Mutter in deren Zimmer an dem kleinen Tischchen zu sitzen, sonst saßen sie immer gemeinsam dort, ohne viel zu reden, Yasuko mit ihrer Lupe und den Zahlenrätseln, meine Mutter mit der Nagelfeile und einem Buch. Ich frage mich, wie meine Mutter sich von ihrer Mutter verabschiedet hat, wissend, sie würde sie vielleicht nie mehr wiedersehen. Ob ich Yasukos alte Lupe haben könne, frage ich meine Tante, aber sie weiß nicht, wo sie gelandet ist. Wenn meine Mutter morgens runtergekommen sei, sagt Akemi, habe sie nach dem Frühstück stundenlang bei ihr gesessen und geredet und geredet, als ob sich in Deutschland alles in ihr angestaut hätte. Sie sieht mich fragend an, es muss schwierig sein für sie, ganz ohne ihre eigene Sprache zu leben. Eine alte Dame aus der Nachbarschaft spricht uns an, meine Mutter weiß erst nicht, wer sie ist, Toshiko heiße ich, Keikosan, wir sind gemeinsam zur Schule gegangen, sagt sie und meine Mutter strahlt sie plötzlich an und redet von ihrer Zeit in der Grundschule.

# YUME

Meine Mutter macht es mir schwer, böse auf sie zu sein. Nie mischt sie sich in mein Leben ein oder drängt mir ihre Meinung auf, wie es die Mütter meiner Freundinnen tun. Sie tut einfach nichts. Es ist allein ihre Präsenz, ein bestimmter Tonfall, eine Geste, ein Seufzer, der Ansatz einer Frage, die es schaffen, mich in wenigen Sekunden rasend oder todtraurig zu machen, wie bei einer starken Allergie.

Einmal nehme ich meine Mutter mit auf ein Yoga-Wochenende. Das Hotel liegt mitten im Wald, ein unwirklich schöner Ort. Am zweiten Abend fühlt meine Mutter sich unwohl und geht nicht mit mir zum Essen. Allein sitze ich im großen Speisesaal zwischen den vielen zurechtgemachten Menschen, die sich unterhalten, und lese. Meiner Mutter bringe ich eine warme Brühe mit aufs Zimmer. Als wir abreisen, breche ich auf dem Parkplatz des Hotels in Tränen aus, schweigend fahren wir durch die Berglandschaft nach Hause. Ich habe eigentlich Karten für ein lang ersehntes Konzert für den Abend, aber ich lege mich sofort ins Bett und schlafe. Ich schwöre mir, keine solchen Trips mehr mit meiner Mutter zu unternehmen. Meine Mitbewohnerin sagt, sie kenne niemanden, der so viel Zeit mit seiner Mutter verbringe.

Ich bin es so gewohnt, für meine Mutter zu denken, vorwegzunehmen, was sie braucht, für sie zu entscheiden, ohne dass sie sich äußert, dass mir im Kontakt mit anderen Menschen das Reden viel zu lange dauert. Im Gespräch reagiere ich so vorauseilend, dass ich mein Gegenüber frühzeitig unterbreche, ich habe schließlich schon alles verstanden. Während noch mit mir gesprochen wird, wende ich mich ab, um zu etwas anderem überzugehen. Ich fürchte, ich werde nie eine richtig gute Zuhörerin sein. Am Telefon lege ich so schnell auf, dass mein Gesprächspartner seinen Abschiedsgruß ins Leere sagen muss, ein Freund hält mir eine Standpauke, ich würde immer nur ein schnelles »also dann« in den Hörer rufen und einfach auflegen.

Wenn meine Mutter von früher spricht, lässt sie ihre Kränkungen aufleben, wieder und wieder. Wenn ich diese Geschichten höre, die seit Jahrzehnten in ihr überdauern, als seien sie eben erst geschehen, geht bei mir sofort eine Wand hoch und ich halte dagegen, wiegle ab, als sei ihr Erlebtes halb so schlimm. Ich kann ihre Sicht nicht gelten lassen, möchte um jeden Preis ein anderes Licht darauf werfen, alles tun, um sie aus ihrer Opferrolle zu befreien. Wenn mich nach einem ausgearteten Telefongespräch, in dem ich mal wieder streng auf sie eingeredet habe, das schlechte Gewissen plagt, sagt meine Freundin Vera, meiner Mutter gehe es damit sicher besser als mir, die ich jedes Mal völlig erschöpft, entnervt und traurig zurückbliebe. Sie kenne es schließlich gar nicht anders und habe sicher gute Mechanismen dagegen. Manchmal tut es mir dennoch so leid, dass ich mich noch einmal bei ihr melde, um mich zu entschuldigen, meist am folgenden Tag. Sie weiß dann gar nicht mehr, um was es ging, oder tut zumindest so, freudig erstaunt über meinen Anruf. Und ich frage mich, wo mein langer Monolog gelandet sein mag, die viele Energie, der Sinn meiner Worte, der nie wirklich seinen Weg zu meiner Mutter findet.

Über die Jahre habe ich diverse, mehr oder weniger ernsthafte Beziehungen. Meine Mutter hat nie etwas an meinen Freunden auszusetzen, sie mischt sich da nicht ein. Wenn ich Liebeskummer habe, fahre ich zu ihr und esse, was sie für mich kocht, liege neben ihr auf dem Teppich, wenn sie abends in ihrem Fernsehsessel sitzt. Sie lässt mich in Ruhe leiden, obwohl sie der Ansicht ist, dass ich übertreibe. An die große Liebe glaubt sie nicht.

Als meine Mutter älter wird, legt der Chorleiter ihr nahe, zu gehen. Sie erzählt es mir wieder und wieder, als könne sie nur so herausfinden, was das zu bedeuten habe. Sie hat ihr ganzes Leben lang im Chor gesungen, meinen Vater hat sie im Chor kennengelernt, eine große Konzertreise durch die USA mitgemacht, wo sie drei Wochen lang fast täglich Auftritte hatte, unter anderem in der Carnegie Hall in New York. Ich weiß, dass sie immer noch stolz darauf ist, die Kritik in der Zeitung sei sehr gut gewesen, sagte sie immer, und nun wird sie einfach nicht mehr gebraucht. Viele Jahre nimmt sie dann privat Gesangsunterricht. Dieser Wochentag ist ein guter Tag für mich. Ich weiß, die Lehrerin wird zu meiner Mutter nach Hause kommen und sie auf dem Klavier begleiten. Meine Mutter wird mit jemandem Tee trinken, ein wenig plaudern. Wenn meine Mutter im Wald beim Spazierengehen von fremden Leuten gegrüßt wird, erzählt sie mir davon, jedes Wort, jedes Lächeln lässt sie ein wenig aufblühen. Sie hat gern Aufstell-Kalender mit ermutigenden Sprüchen und billigem Blumendesign. Sie versteht gar nicht, dass ich mein Exemplar, ein Geschenk von ihr, nicht aufgestellt habe.

Im *Berliner Konzert Chor* sangen meine Eltern zusammen Beethovens *Neunte Sinfonie*. Er Bass, sie Sopran. Er stand hinten mittig und sie vorne am Rand, sie fühlte seinen Blick auf sich ruhen und lächelte, obwohl er es nicht sehen konnte. Auf einer gemeinsamen Konzertreise nach Griechenland lernten sie sich besser kennen. Karl, einundzwanzig Jahre jung, Physikstudent, seinem Elternhaus eben erst entflohen, und Keiko, die zehn Jahre älter war und seit zwei Jahren in Deutschland lebte. Sie hatte es geschafft, sich mit ihren Abschlusszeugnissen aus Osaka als Studentin einzuschreiben, lernte an der Universität Deutsch. Als sie das erste Mal in einer Vorlesung war, wunderte sie sich darüber, dass nur etwa hundert Studenten da waren und offen über die Art des Unterrichts diskutiert wurde, viele rauchten im Hörsaal und warfen ihren Müll auf den Boden, es war ganz anders als in Japan. Wenn Keiko die Bedeutung der alten Liedtexte nicht verstand, fragte sie Karl. Und er erklärte ihr bereitwillig die vielen verschiedenen Bezeichnungen für Gott, die in den Stücken vorkamen. Sie erzählte ihm von der christlichen Sekte, der ihre Mutter angehörte. Zu Beginn ihrer Beziehung wohnten beide zur Untermiete in einem möblierten Zimmer, später fanden sie eine gemeinsame Wohnung in Westberlin. Sie hatten kein eigenes Badezimmer und mussten jahrelang zum Duschen ins öffentliche Schwimmbad gehen. Keiko war es aus ihrer Studienzeit in Osaka so gewohnt, Karl hatte in seinem Elternhaus vier vollwertige Badezimmer. Als ich mit meinem Vater über die Beziehung meiner Eltern spreche, sagt er, er habe damals das Zusammenziehen nur einmal erwähnt, da habe meine Mutter sofort ihr Zimmer gekündigt, und ich frage mich, ob die Ehe meiner Eltern nicht zuletzt auf diesem Missverständnis beruht.

Am Esstisch meditiert mein Vater jeden Morgen und trinkt dazu eine Kanne Tee, mit Kreide malt er monochrome Farbflächen, die er lange betrachtet, summt und brummt vor sich hin, bewegt langsam seine Arme dazu, er ist in seiner Tai-Chi-Phase. Seit Jahrzehnten hat mein Vater sich eine variierende und ganz eigene Art angeeignet, den Tag zu beginnen, in seinem überschaubaren Reich.

An einer Supermarktkasse in New York fragt der Verkäufer meinen Vater nach seinem Ausweis, es sei so Vorschrift, wenn

Alkohol ausgegeben würde. Is my grey beard not prove enough, fragt mein Vater und ich muss lachen. Es gefällt mir, dass er sich so souverän im Ausland bewegt. Wir teilen uns ein Doppelbett im Hotelzimmer, mit nur einem großen Laken als Zudecke. Ich weiche an den äußersten Rand, mit dem Rücken zu meinem Vater, der tief und fest schläft. Wir klappern die Museen ab, abends in einem dunklen Pub sprechen wir über meine Mutter, über ihre Einsamkeit, und ich halte es kaum aus, mit meinem Vater dort zu sitzen, sperre mich wie sie auf der Toilette ein zum Durchatmen. Er tut sich schwer, meine Sicht der Dinge gelten zu lassen. Mühsam gibt er irgendwann zu, dass es ein Fehler gewesen sei, in eine weit entfernte Stadt zu ziehen, als Kenta und ich noch so klein waren. Für die Traurigkeit meiner Mutter gebe ich immer noch meinem Vater und seiner Familie die Schuld.

Kenta hat eine größere Summe von seinem Konto abgehoben. Ludwig nimmt ihn ins Gebet. Ich beobachte die beiden von oben aus dem großen Wohnzimmerfenster, wie sie um den Garten gehen, und streite gleichzeitig heftig mit Gesine. Meine Großeltern befürchten, dass mein Bruder spielsüchtig sein und sein Erbe verprassen könne. Sie hätten in den Kontoauszügen meines Bruders geschnüffelt und ihre Macht missbraucht, sage ich. Es gehe sie nichts an, was Kenta mit seinem Geld mache, er sei schließlich volljährig. Wenn ich das Wort »schnüffeln« noch einmal in den Mund nähme, könne ich das Haus verlassen, schreit Gesine mich an und knallt die Tür hinter sich zu. Kenta hatte Geld für die Einrichtung seiner Wohnung und ein Auto ausgegeben, er spielte auch Poker, aber nur mit geringfügigen Summen. Exzesse jeder Art entsprechen nicht seinem Charakter.

Wenn sich die Schwiegereltern auf ihre zivilisierte Weise stritten, saß meine Mutter am Esstisch und starrte auf ihren Teller, strich ihre Serviette glatt, tastete die eingestickten Initialen ihrer neuen Familie auf dem Stoff ab. Wenn Ludwig zu spät aus dem nahe gelegenen Wald kam, wo er sich des Öfteren verlief, und die Rinderlende nicht mehr zart war, wurde Gesine ungehalten. Meine Mutter hätte viel lieber mit meinem Vater allein etwas unternommen, sich mit ihm ins Auto gesetzt und die Gegend erkundet, aber er assistierte Gesine in der Küche. Meine Mutter sagt, wenn sie am Anfang besser Deutsch gesprochen hätte, wäre das Verhältnis zu den Schwiegereltern vielleicht besser geworden. So saß sie inmitten der sprachgewaltigen Familie, die zu allem eine Meinung hatte, und verstand nur einen Bruchteil. Als Kenta auf die Welt kam, sagt meine Mutter, fühlte sie sich ein bisschen wohler. Sie hatte jetzt einen Verbündeten und immer etwas zu tun. Kenta durfte sogar mit im Esszimmer essen, obwohl er laut war und Löffel auf den Boden warf. Gesine und Ludwig waren stolz auf ihr süßes Enkelkind. Meine Mutter sprach Japanisch mit Kenta. Gesine und Ludwig duldeten nicht, dass ihre Schwiegertochter mit ihrem Enkel eine Sprache sprach, die sie nicht verstehen konnten, sie verlangten von ihr, mit ihrem eigenen Kind in einer fremden Sprache zu sprechen, einer Sprache, deren Klang meine Mutter verunsicherte und die sie unendlich viel Mühe kostete. Später warfen sie ihr vor, dass sie uns nicht zweisprachig erzogen und an den Wochenenden auf eine japanische Schule geschickt habe. Ihre Klage über unsere verfehlte Spracherziehung zieht sich wie ein Mantra durch die Jahrzehnte.

Meine Mutter begleitet mich nach Tokyo, um mir bei der Suche nach einer Unterkunft für die Zeit meines Praktikums am Goethe-Institut zu helfen. Hatsuko hat ein Hotelzimmer für uns gebucht. Es ist winzig klein, darin zwei schmale Betten und ein Ventilator. Meine großen Koffer stehen im Weg, egal wie ich es anstelle, und mir wird mulmig, wenn ich daran denke, dass ich bald allein in dieser beengten Stadt leben werde. Es ist August, kaum frisch geduscht, kleben mir die Kleider wieder am Körper. Am Telefon wird meine Mutter schnell abgewimmelt, an eine Nicht-Japanerin will niemand vermieten. Im Internetcafé schnauze ich erst meine Mutter an und breche dann in Tränen aus, weil wir es nach tagelangen Bemühungen nicht schaffen, ein Zimmer zu finden. Schließlich wenden wir uns, wie alle Fremden, an eine Organisation, die für Ausländer Wohnungen auf Zeit anbietet. Wir finden eine mit einem kleinen Balkon. Als ich dort meine Wäsche aufhänge, schimpft meine Mutter, ich könne meine Unterhosen doch nicht so sichtbar dort trocknen.

In den zehn Monaten koche ich kein einziges Mal. Wenn ich Hunger bekomme, hole ich mir an der Ecke im 7-Eleven Onigiri. Sie haben eine perfekt durchdachte Verpackung, die erst beim Entfernen der Plastikhülle das Algenblatt um das Reisdreieck wickelt. Nur so kann das Nori trocken und knusprig bleiben. Beim Ramenladen kaufe ich einen Bon für die Suppe meiner Wahl am Automaten und tausche ihn dann drinnen gegen das Essen ein, es ist möglich, essen zu gehen, ohne ein Wort zu sagen. Anfangs laufe ich begeistert die viele Meter langen Kühlregale im Supermarkt ab und kann mich nicht entscheiden zwischen den unzähligen Plastikkistchen, die gefüllt sind mit den köstlichsten fertigen Speisen, aber nach einer Weile vermisse ich ein richtiges Brot, das man auch wirklich kauen muss. Ich vermisse das selbstgekochte Essen meiner Mutter. Wenn ich an den Wochenenden nicht allein bleiben will, rufe ich bei meinem Onkel in Kobe an und frage, ob ich zu Besuch kommen kann. Natürlich, komm, komm, sagt Masayuki, und ich nehme den Shinkansen und fahre zu meiner Familie. Die Ehe meines Onkels mit meiner Tante Akemi wurde arrangiert, aber sie scheinen mir glücklich zusammen zu sein. Tagsüber arbeitet Akemi in einem Supermarkt. Wir unterhalten uns gut, lachen viel, ich verstehe alles, was sie sagen, und sie helfen mir, wenn mir die richtigen Wörter nicht einfallen. Das Japanisch, das ich beherrsche, kommt ausschließlich aus dem Japanisch meiner Mutter. Es ist weiblich, richtet sich an den vertrauten Kreis der Familie und enthält einige Wörter Kansai-ben, Masayuki und Akemi lachen immer sehr, wenn ich in diesen Dialekt verfalle. Wenn ich meinen Onkel Masachan nenne, so wie meine Mutter es tut, weil es ihr kleiner Bruder ist, legt er den Kopf schief und überlegt, ob er mich zurechtweisen soll. Zum allerersten Mal verbringe ich ausgiebig Zeit allein mit Yasuko, ohne meine Mutter. Manchmal wenn ich bei ihr am Tisch sitze, drücke ich zaghaft die weiche, kleine Hand meiner Großmutter, was ungewohnt für sie ist. Und wenn ich mich schließlich wieder nach Tokyo verabschiede, gebe ich ihr einen kleinen Kuss auf die Wange, noch ungewohnter für sie. Ich sage meiner Großmutter, dass ich sie vermissen werde. Am liebsten würde ich sie fest an mich drücken, aber das ginge zu weit.

In dieser Zeit besuche ich auch Hatsuko und ihre Familie in Nara, zum ersten Mal ohne meine Mutter. Nachts liege ich allein im Gästezimmer: Halb wach, halb im Traum, spüre ich deutlich, dass in dem Raum, in dem ich mich befinde, vor langer Zeit meine Eltern mit meinen deutschen Großeltern waren. Sie erscheinen mir als Schatten. Ich höre die Stimmen von Gesine und Ludwig, sehe ihre Umrisse hinter der Papierwand. Auf der Hochzeitsreise meiner Eltern drehte sich alles um die Schwiegereltern. Eine große Schwere legt sich auf mich, das Unglück meiner Mutter, das Unglück meines Vaters. Mir wird bewusst, dass ich träume, und ich würde so gerne aufwachen, mich bewegen, das Licht anknipsen, ich möchte rufen, Gesine und Ludwig verscheuchen, aber kein Laut kommt über meine Lippen. Als ich endlich richtig erwache, spüre ich noch lange die Präsenz meiner deutschen Familie, so weit von meinem normalen Leben entfernt, an einem Ort, den ich bisher gänzlich der Welt meiner Mutter zugeordnet habe. Ich glaube fest daran, dass der Raum zu mir gesprochen hat.

Zurück in meiner kleinen Wohnung in Tokyo, liege ich auf den Tatami und sehe im Traum meinen Vater, er ist jung, nicht viel älter als ich. Er liegt bewusstlos in der Badewanne, das Wasser läuft über, es hört nicht auf zu fließen. Sein Arm hängt über den Badewannenrand, überall ist Blut. Ich frage meine Mutter später, ob da Blut gewesen sei. Aber sie sagt nein, mein Vater habe es nicht geschafft, sich die Pulsadern aufzuschneiden, es sei wohl nicht so einfach. Zumindest nicht in unserer eigenen Wohnung, denke ich, das hat er sich wohl nicht getraut, er ist dafür zumindest in die Wohnung seiner Schwester gegangen.

Als ich schon zehn Monate in Tokyo lebe, kann meine Mutter nicht mehr schlafen, nicht mehr essen, ihre Blase spielt verrückt. Ich rufe sie täglich an. Sie legt nach wenigen Minuten auf, weil sie keine Kraft mehr hat, mit mir zu sprechen. Das Telefon noch in der Hand, sitze ich in meinem Zimmer und werde den Klang ihrer Stimme nicht los. Kenta begleitet sie zu einer Reihe von Ärzten und schließlich empfiehlt man ihr eine psychosomatische Klinik, die Wartezeit beträgt sechs Wochen. Eigentlich hatte ich geplant, mit alten Freunden zum Abschluss meines Japan-Aufenthalts das Land zu erkunden, aber ich muss zu meiner Mutter, zurück nach Deutschland. Kenta holt mich mit meiner Mutter am Flughafen ab, ich sehe ihre kleine Gestalt in der Ankunftshalle auf der Bank sitzen, meine Umarmung kann sie kaum erwidern. In ihrer Wohnung findet sie keinen Schlaf, rennt alle paar Minuten auf die Toilette. Trotz meiner Vorsätze, fürsorglich und geduldig für sie da zu sein, sanft zu ihr zu sein, fahre ich sie schon nach kurzer Zeit an, sie solle von der Suppe, die ich für sie gekocht habe, doch auch essen. Aber du hast doch gesagt, du würdest dich um mich kümmern, Aki, sagt sie leise.

Als Kenta und ich unsere Mutter nach bedrückenden Wochen zu Hause endlich in die Klinik bringen können, helfen wir ihr dabei, sich in ihrem Zimmer einzurichten. Danach gehen wir in den Patienten-Gemeinschaftsraum, trinken einen Tee, spielen etwas Tischtennis, schlagen die Zeit tot, bis ein Pfleger zielstrebig auf uns zukommt und uns bittet, zu gehen. Es ist das erste Mal, dass wir unsere Mutter in fremde Hände geben. Wir können nichts mehr für sie tun.

Als mein Vater vom Zusammenbruch meiner Mutter erfährt, ruft er sie an. Seit so vielen Jahren haben sie nicht miteinander gesprochen. Er glaubt tatsächlich, er würde ihr mit seiner plötzlichen Anteilnahme etwas Gutes tun. Meine Mutter schickt ihm danach eine Postkarte, er möge sie doch bitte nie wieder anrufen.

*

Nachmittags nehmen meine Mutter und ich mit Masayuki und Akemi den Bus, meine Mutter kennt die Namen aller Stationen, mit der Sieben sei sie immer in die Stadt gefahren, Besorgungen machen, sagt sie und schaut vergnügt aus dem Fenster. Auf der Fahrt wundert sie sich darüber, wie anders alles aussehe. Der Busfahrer trägt Schirmmütze und weiße Handschuhe, er begrüßt und verabschiedet an jeder Station mit der immer gleichbleibend gütigen Stimmfarbe die Fahrgäste, beim Aussteigen werfe ich unsere Münzen vorne bei ihm in die Maschine und er bedankt sich höflich. Das letzte Mal war ich mit Yasuko an unserem Familiengrab, sie konnte nur noch langsam gehen, aber ich passte mich gern ihrem Tempo an. Stolz zeigte sie mit ihrem Gehstock auf den neuen Grabstein, der nach über fünfzig Jahren erneuert worden war. Obwohl in seinem kleinen Haus ein so unsägliches Durcheinander herrscht, legt mein Onkel Wert darauf, einen ordentlichen Grabstein zu besitzen. Ich stand neben meiner Großmutter am Grab, las die Inschrift »Mori« und fragte mich, ob sie jemals mit meinem Großvater glücklich gewesen war.

Aki, wo gehen wir hin? Es ist so steil hier, sagt meine Mutter und zieht mich am Arm. Wir besuchen das Familiengrab, Mama, sage ich, Yasukos Überreste werden in den kommenden Monaten hierher überführt. Meine Mutter sieht mich fragend an, was, sie lebt nicht mehr, wann ist sie gestorben, habe ich gewusst, dass sie gestorben ist? Wir betreten die kleine Tempelanlage, das schwarze Eisentor wird von einer runden Plakette mit einem goldenen Vogel darauf zusammengehalten, Masayuki geht voran, auch er wird eines Tages hier begraben sein, seine Urne wird neben seinen Eltern in der kleinen betonierten Kammer unter dem Grabstein stehen. Es ist so eng zwischen den kleinen Parzellen auf dem Friedhof, dass man kaum zwischen den Gräbern hindurchgehen kann. Masayuki geht Wasser holen, Akemi stellt zwei schmale Blumengestecke in die dafür vorgesehenen Vertiefungen im Grabstein. Sie reicht mir eine Dose Sake, ich solle sie öffnen und ans Grab stellen, sagt sie und drückt meiner Mutter einen Reiskuchen und eine Mandarine für die Toten in die Hand. Mit der hölzernen Kelle gießen wir reihum Wasser über den Stein, Akemi zündet Räucherstäbchen an, legt die Hände mit der Gebetskette um die Finger aneinander und verbeugt sich, meine Mutter tut es ihr gleich.

Am Abend gehen meine Mutter und ich ins alte öffentliche Bad an der Ecke, ich muss meine Mutter überreden, die sich lieber zu Hause ausruhen würde. Hand in Hand spazieren wir hin, jede mit einer alten Plastikschüssel im Arm, die meine Tante uns mit allem, was man für ein japanisches Bad benötigt, mitgegeben hat. Ich freue mich über den vertrauten Anblick der dunkelblauen Stofffahne mit dem weißen Schriftzeichen für »Yu« darauf, ich finde es schön, dass es im Japanischen ein Zeichen für warmes und ein Zeichen für kaltes Wasser gibt. Wir sperren unsere Straßenschuhe in die dafür vorgesehenen Fächer, ein abgegriffenes Hölzchen mit einer Nummer darauf dient als Öffner. Der Mann im Kassenhäuschen ist mittlerweile ein Greis, das Bad wird seit jeher von seiner Familie betrieben, ich erinnere mich an sein gutmütiges Gesicht, seine Tochter ist an der Bar zugange, an der man nach dem Baden eine Kleinigkeit essen und trinken kann, aus einem alten Radio erklingen japanische Schlager. An einem Automaten kann man Waschlappen, Handtuch und Seife kaufen, links und rechts vom Kassenhäuschen geht je ein schmaler Gang ab, einer für Männer, einer für

Frauen. Meine Mutter staunt darüber, wie anders alles aussehe, sie lässt sich partout nicht davon abbringen, obwohl ich mit Sicherheit weiß, dieser Ort hat sich kein bisschen verändert. Wir ziehen uns in dem mit Tatami ausgelegten Umkleideraum aus, schließen unsere Sachen ein, steigen nur mit den Waschschüsseln in der Hand die Treppen hoch zu den Baderäumen, deren Becken in die Jahre gekommen sind, die Fliesen kaputt, die Fugen schmutzig. Durch den Spalt oberhalb der Wand hört man gedämpfte tiefe Männerstimmen, die sich unterhalten, gelegentlich ein Prusten. Ich assistiere meiner Mutter und stütze sie, damit sie auf den nassen Fliesen nicht ausrutscht. Meine Mutter schafft es, eigenständig den Druckknopf zu bedienen und ihre Schüssel mit Wasser zu füllen, sie seift sich ein, gießt das Wasser über ihren Körper, rubbelt sich mit dem kleinen Handtuch den Rücken ab. Ich erschrecke, als ich sehe, wie die Haut sich von ihrem Körper schält, ich weiß, sie wäscht sich nicht mehr allein im Wohnstift, Kenta muss sie regelmäßig dazu überreden, duschen zu gehen, und ich fühle mich plötzlich schuldig, weil ich das Thema Körperpflege bisher so selbstverständlich ihm überlassen habe. Ich frage mich, wie sich mein Ablösen auf Kentas Leben ausgewirkt hat, ob er sich im Stich gelassen fühlte, als ich als Studentin ins Ausland ging, oder heute, wenn ich mit meiner eigenen Familie die Sommerferien über wochenlang weg bin und er allein für unsere Mutter verantwortlich ist. Wie es dazu kommen konnte, dass er meint, unserer Mutter das schuldig zu sein, auf sein eigenes Leben zu verzichten. Wenn ich krank bin, geht Kenta für mich in die Apotheke, einmal hat er unaufgefordert unsere Wäsche zusammengelegt. Ich werde schneller gesund, wenn er da ist. Zu gern würde ich ihm eine Freude machen, ihm bei etwas helfen, irgendwie. Aber mein Bruder braucht nichts, will nichts brauchen, auch nicht von mir. Komm, Mama, lass uns ins heiße Becken gehen, sage ich und strecke meiner Mutter die Hand entgegen, die anderen Frauen rutschen lächelnd zur Seite, um uns Platz zu machen.

Während des ausgiebigen Abendessens mit Masayuki und Akemi läuft im Fernsehen ein Baseball-Match. Meine Mutter sieht sich aufmerksam das Spiel an, in Deutschland, wenn Felix mit den Kindern über Fußball spricht, denkt sie neuerdings immer, es gehe um Baseball. Akemi hat in einem großen Tontopf Oden zubereitet, ganze gekochte Eier, dicke Scheiben Rettich und verschiedene Sorten Chikuwa schwimmen darin, in die Suppe gibt meine Tante am Ende noch eine große Ladung Udon. Mein Onkel drückt mir einen Klecks scharfen Senf auf meinen Teller. Das Baseball-Spiel wird unterbrochen, schweres Erdbeben in Taiwan, mein Onkel und meine Tante verfolgen gebannt den Bericht, zeigen auf die Frontleisten an den Regalen neben ihrem Schlafplatz, die verhindern sollen, dass sie im Schlaf erschlagen werden, der Fernseher sei mit Erdbeben-Klebeband auf dem Fernsehtisch befestigt, sagt Akemi. Masayuki holt wie jedes Mal, wenn ich zu Besuch bin, die Bilder aus dem Jahr 1995 hervor, nach dem großen Erdbeben in Kobe hat mein Onkel eifrig das ganze Viertel fotografiert. Er zeigt mir die provisorischen Baracken in den umliegenden Straßen, in der Nachbarschaft waren viele Häuser nur noch Schutt und Asche, während das kleine Haus meiner Familie wie durch ein Wunder heil geblieben ist. Sie erinnere sich, als sei es gestern gewesen, sagt Akemi, wie sie in besagter Nacht morgens um Viertel vor sechs von einem lauten Grollen geweckt wurden, wie alles wackelte, die Glasscheiben zerbarsten und wie sie mit Yasuko und meiner Cousine, die noch ein Kind war, im Schlafanzug auf die Straße geeilt seien. Ich sehe das Bild meiner Mutter vor mir, die am anderen Ende der Welt stundenlang im Flur auf dem Hocker saß, den Telefonhörer in der Hand, immer wieder die Nummer ihrer Mutter wählend, obwohl die Leitung tot war. Die Tür zum

Wohnzimmer stand offen, auf dem Fernsehbildschirm sah ich die schrecklichen Bilder, bis irgendwann das Telefon klingelte und meine Mutter die Stimme ihres Bruders hörte, ihre Schultern sinken ließ und den Fernseher abstellte.

Während meine Mutter satt und vom Baden müde friedlich hinter der Schiebetür schläft, bete ich, dass sie nicht aufwacht, und sehe mich weiter in Yasukos Zimmer um. Was ich finde, sind Briefe mit der vertrauten Handschrift meiner Mutter. Die Umschläge sehen alle identisch aus, mit dem rot-blauen Rand und dem dunkelblauen Aufkleber für Luftpost, sie sind im ganzen Zimmer verteilt, in den vielen kleinen Kästchen, eingeklemmt zwischen uralten Kontoauszügen, Wörterbüchern, Fotos, Stofftaschentüchern und Papierschachteln, die schon halb zerfallen sind. Yasuko hat etliche kleine Notizbücher vollgeschrieben, akribisch hat sie jahrzehntelang, Monat für Monat, jede noch so kleine Ausgabe aufgelistet und zusammengerechnet. Ich staune, was alles in so ein winziges Möbel hineinpasst, finde einen Kamm, ein Schraubenzieher-Set, vergilbtes Origami-Papier. Es scheint so, als habe Yasuko über die Jahrzehnte alle Stauräume in ihrem Zimmer nach und nach aufgefüllt, um sie danach nie wieder zu öffnen. Aus einem Umschlag fallen mir kleinformatige Schwarz-Weiß-Aufnahmen in die Hände, mein Vater mit Anfang zwanzig, er sieht aus wie ein Junge, meine Mutter und er als junges Paar, den Altersunterschied von zehn Jahren sieht man ihnen nicht an. Ich ziehe ein Album aus dem Schrank, sehe die Hochzeitsgesellschaft meiner Eltern, Bilder, die wir zu Hause nicht haben, darin eingeklemmt Yasukos abgelaufener roter Reisepass mit dem goldenen Blumensymbol darauf und ihr Flugticket. Zur Hochzeit meiner Eltern ist sie mit der Aeroflot über London nach Deutschland geflogen. In einem anderen Kästchen finde ich auch ein Foto von meinem Mann Felix, Yasuko hat unsere Namen mit Bleistift auf einen kleinen Zettel notiert, daneben unser jeweiliges Alter und das Datum unserer Hochzeit. Ich binde den Stapel an Briefen, Postkarten und Fotos mit einer Schnur zusammen, schiebe ihn neben mein Kopfkissen und lege mich möglichst geräuschlos neben meine Mutter auf den Futon.

# KANASHIMI

Ein wunderschöner Garten erstreckt sich unterhalb des Hauses meiner Großeltern über den größten Teil des Anwesens, einen sanften Hang abfallend. Das Gebäude oberhalb, ein kantiges Haus mit kleinteiliger, weiß geschlemmter Klinkerfassade und Flachdach im Bauhausstil, scheint im Gegenzug dazu fast klein. Das Dach ruht im Bereich der Terrasse auf schmalen, runden, weißen Säulen. Man hat einen weiten Blick über die Landschaft, Häuser, Fabriken und Felder. Eine Treppe führt von der Terrasse hinunter in den Garten. Ein Steinweg läuft einmal rund um ihn herum, vorbei an Rhododendronbüschen und einem runden massiven Sandsteintisch mit passender Sitzbank. In der Mitte des Tisches sitzt eine Eule aus Keramik. Sie beobachtet genau, was im Garten vor sich geht. In der Wiese daneben stehen ein mir bis zum Knie reichender Apfel aus Keramik und ein Nilpferd, das ich besonders mag. Dahinter wächst eine mächtige Eibenhecke, hinter der wir uns als Kinder versteckt haben, wenn wir mit Ludwig im Garten spielten. Wenn man es schaffte, den ganzen Weg von seinem Versteck aus bis zur großen Metallplastik, einer Säule in der Mitte des Hangs, zu rennen und sich dort freizuklopfen, hatte man gewonnen. Entlang an hohen Blutbuchen, einer alten Zeder und einem kleinen Bambuswald gelangt man zu zwei kleinen Teichen, mit Sandstein eingefasst, eine Bank davor mit Blick hoch zum Haus. Vorbei an Kirschlorbeer, niedrigem Zierahorn und einem prächtigen Staudengarten führt der Weg entlang, bis man oben beim Schwimmbecken wieder am Haus ankommt. Im Frühjahr blühen im Garten Unmengen von Zwiebelgewächsen, Tulpen und Narzissen in allen

Varianten. Im Hochsommer Rosen, Lilien, Yucca und Lavendel. Meine Großmutter Gesine ist Doktorin der Biologie.

Jedes Jahr gratulieren Gesine und Ludwig meiner Mutter zum Geburtstag und überweisen ihr ein Geldgeschenk, sie fühlt sich wiederum verpflichtet, ihnen etwas zu schicken und zu gratulieren, schiebt den Anruf jedes Jahr den ganzen Tag vor sich her. Diese Geburtstage sind eine einzige Unannehmlichkeit. Einmal im Jahr kommen Gesine und Ludwig zu Besuch, wir holen sie in der Innenstadt bei ihrem Hotel ab und gehen zum Abendessen in ein feines Lokal, meine Mutter, Kenta und ich. Beim letzten Mal erwähnen Kenta und ich bei der Begrüßung beiläufig, dass unsere Mutter heute Abend leider keine Zeit habe. Mit Genugtuung sehe ich die Fassungslosigkeit in Ludwigs und Gesines Gesichtern, lange habe ich diesen Moment herbeigesehnt, ich wusste nicht, wie sehr. Ohne meine Mutter unterhalten wir uns entspannt und gehen wie früher als Kinder ordentliche Schuhe kaufen, Kenta bekommt einen eleganten Mantel verpasst, den er nie tragen wird. Ludwig schreitet energisch voran, ich betrachte seine großen Hände, die er beim Gehen hinter dem Rücken ineinanderlegt, den offenen Gürtel seines Burberry-Trenchcoats, der hin und her baumelt. Wir essen in einem noblen japanischen Lokal. Gesine tut sich schwer mit den Stäbchen, die Speisen entgleiten ihr, die vielen kleinen Tellerchen überfordern sie. Sie bekommt ein westliches Besteck, bleibt aber unglücklich. Ohne böse Absicht frage ich, ob sie lieber ein Schnitzel essen gegangen wäre, und sie antwortet, sie wisse, dass sie dick sei, und ist für den Rest des Abends beleidigt. Es ärgert mich, dass ich mich entschuldigen und sie besänftigen muss, ich finde meine Großmutter nicht zu dick, über ihre Figur habe ich mir noch nie Gedanken gemacht. Ludwig spricht ihr gut zu, Gesine, Gesine, Gesine. Als der Nachtisch serviert wird, bestellen meine Großeltern Espresso und wundern sich darüber, dass ich nach wie vor überhaupt keinen Kaffee trinke. Gesine begleicht wie immer die Rechnung, die Schnalle ihrer Handtasche schnappt laut auf und zu. Ich muss daran denken, wie sie in ihrem Haus, wenn es aufzubrechen galt, mit strengem Blick im Flur stand, den Mantel überm Arm und die Handtasche am Handgelenk, sie griff bereits nach der Türklinke, während Ludwig noch einmal schnell verschwand, auf die Toilette, ein Glas Wasser trinken, einen Schirm suchen. Ludwig, wo bleibst du denn, rief Gesine ungehalten, während er im Vorübergehen seelenruhig noch einen Blick in die Zeitung warf. Am nächsten Morgen besichtigen wir gemeinsam meinen Arbeitsplatz. Als ich Ludwig beobachte, wie er mühsam aus dem Taxi steigt mit ganz geschwollenen Tränensäcken, erschrecke ich. Ich weiß in diesem Moment nicht, dass es das letzte Mal ist, dass wir uns sehen. Zu meinem Vater sagt Ludwig nach diesem Besuch, ich würde in meinem Betrieb wohl sehr geschätzt, sei aber nur so etwas wie eine bessere Sekretärin. Und ich komme mir dumm vor, weil ich ihm stolz hatte zeigen wollen, was ich geschafft hatte, wo es für meinen Großvater doch nie gut genug sein konnte. Gesine empört sich bei meinem Vater über das Fernbleiben meiner Mutter, warum sie sich bitte nicht einfach eine Stunde lang habe hinsetzen können und lächeln. Kurz darauf stirbt Ludwig. Ich spüre keinerlei Trauer. Ich bin froh, dass meine Mutter es noch rechtzeitig geschafft hat, wenigstens ein einziges Mal für sich einzustehen, wenn auch stumm.

Anders als unsere Cousins und Cousinen fahren Kenta und ich nicht zu Ludwig an sein Sterbebett, um uns zu verabschieden. Erst zur Beerdigung sitzen wir gemeinsam im Zug, so wie früher. Am Esstisch meiner Großeltern sitze ich Gesine gegenüber und starre sie ungläubig an. Sie erwidert meinen Blick, sieht mich mit ihren schon leicht trübe gewordenen Augen an und sagt nur, ja. Ich verstehe, ja, es ist wahr, sieh mich nur an, er ist tot, ich bin jetzt allein. Dieser Blick ist wohl das Intimste, was je zwischen uns beiden geschieht.

Die Kirche ist bis auf den letzten Platz besetzt, in den Gängen stehen die Leute, Ludwig war eine wichtige Persönlichkeit in der Stadt. Ich möchte ungern Kondolenzen entgegennehmen und setze mich unauffällig in eine der vorderen Reihen, die für die engste Familie reserviert sind. Ich bemühe mich, ernst und feierlich auszusehen, und hoffe, dass es schnell vorübergeht. Vor mir in der Bank sitzt meine Großmutter, ich kann ihren Rücken sehen. Während der Zeremonie beobachte ich ihre runden hängenden Schultern, sie bleiben regungslos. Meine Mutter hat überlegt, ob sie nicht trotz allem zu Ludwigs Beerdigung gehen soll. Meine Tante Anne gab ihr zu verstehen, dass sie nicht erwünscht sei.

In einer Gruppentherapie stehe ich im Raum und halte im Rollenspiel meinen Vater, meine Mutter und meinen Bruder an den Händen. Mein Vater sagt zu seinen Eltern, dass wir seine Familie seien und wenn sie meine Mutter nicht respektierten, würde er sich für uns entscheiden und nicht für sie. Meine Therapeutin schlägt vor, dass wir als Gruppe, so wie wir sind, Hand in Hand, den Raum verlassen sollen und die Tür hinter uns schließen. Als die Tür zufällt, breche ich in Tränen aus, es bebt in mir. Die Erleichterung ist so groß. Es wäre so einfach gewesen.

Meinen Mann Felix lerne ich bei einem Abendessen einer gemeinsamen Freundin kennen. Er trägt eine helle Hose, die mir nicht gefällt, seine Arbeit scheint mir sterbenslangweilig und von den Ausstellungen, Büchern und Kinofilmen, die mich interessieren, hat er noch nie gehört. Ich denke nicht mehr an ihn, bis wir uns ein halbes Jahr später wiedersehen, auf der Geburtstagsfeier meiner Freundin. Ich kenne niemanden auf dieser Party, außer der Gastgeberin, die keine Zeit für mich hat. So halte ich mich an Felix. Er trinkt nur Wasser, weil er früh rauswill, um seinen Marathon-Trainingsplan einzuhalten. Als er sich auf den Heimweg macht und mir anbietet, ein Taxi zu teilen, bin ich hin- und hergerissen, es ist noch früh und ich habe Lust zu tanzen. Ich stehe im Türrahmen, um ihn zu verabschieden, er steht schon angezogen im Treppenhaus, sieht noch einmal zu mir hoch, na, was ist nun, Aki, da hole ich rasch meine Jacke und folge ihm. Als wir vor meinem Haus anhalten, steigt er mit aus, den Rest könne er laufen, zum Abschied gibt er mir einen flüchtigen Kuss auf den Mund und geht. Überrumpelt und merkwürdig glücklich steige ich die Treppe hoch in meine Wohnung. Zwei Tage später meldet er sich und holt mich nach der Arbeit ab. Wir haben einen schönen Abend, unterhalten uns gut, als er plötzlich sagt, dass er auf jeden Fall Kinder wolle. Ich wundere mich über alles an ihm. Er ist so entschieden und klar, nicht annähernd so, wie ich mir den Richtigen immer ausgemalt habe. Wieder trinkt er keinen Alkohol und beendet unser Treffen zeitig, weil er früh aufstehen muss. Bei unserer zweiten Verabredung gehen wir lange spazieren, Hand in Hand. Es ist windig und kalt. Als wir an einer roten Ampel stehen bleiben, dreht Felix sich zu mir um und legt seine Arme um mich. Am liebsten würde ich für immer so stehen bleiben, mit meinem Kopf an seiner Brust, aber die Ampel wird grün und wir müssen weiter. Ein paar Wochen später macht Felix mir für eine Geschäftsreise belegte Brote. Als ich im Zug sitze und sie aus dem Papier wickle, muss ich weinen, ich kaue Brot und Liebe, Tränen laufen mir in den Mund. Wenige Monate später schickt Felix mir kommentarlos einen Plan von seinem Bauvorhaben, unter dem Dachgiebel hat er über die gesamte Breite des Raumes ein Bücherregal eingezeichnet, Felix ist kein Leser.

Mit Felix' Familie sitzen wir in einem Lokal. Meine Mutter erwischt einen kleinen, harten Speckwürfel im Salat. Sie nimmt ihn mit den Fingern aus dem Mund und gibt ihn dem Kellner direkt in die Hand. Sie glaubt, es wäre ein Stein. Als der Kellner weg ist, weise ich meine Mutter zurecht wie ein kleines Kind, sie solle so etwas beim nächsten Mal doch bitte in ihrer Serviette verschwinden lassen. Felix sieht mich beschwichtigend an, Aki, du verschwendest nur deine Energie, sagen seine Augen.

Nach einer Panikattacke auf einer Geschäftsreise in Paris liege ich krankgemeldet und völlig erschöpft in Felix' Wohnung im Bett, ich rufe meine Mutter an und erzähle ihr, was passiert ist. Sie fährt sofort los, um mich zu besuchen, ohne mir Bescheid zu geben. Leider ist bei Felix das Klingelschild nicht korrekt angebracht und sie irrt verloren im Treppenhaus umher und kehrt schließlich um. Ein Handy hat sie nicht. Als sie von zu Hause aus anruft, tut es mir leid, dass ihre Fahrt vergeblich war, ich freue mich trotzdem darüber, dass sie sich auf den Weg zu mir gemacht hat. Ich bekomme plötzlich Hunger, äße am liebsten einen großen Topf Okayu.

Meine Mutter sagt, es sei ihr gar nicht immer schlecht gegangen, als wir Kinder waren, das Leben ohne Partner habe auch Vorteile gehabt, sie habe keine Kompromisse eingehen, nicht wie einige ihrer Freundinnen für einen Mann kochen und putzen müssen, der sie nicht glücklich machte. Und es stimmt, dass sie viel allein unternommen hat, wenn wir in der Schule waren, in den Ferien bei meinen Großeltern oder bei meinem Vater. Sie hat es genossen, frei zu sein, ganz ohne Verpflichtungen, hat ferne Länder bereist, Sprachen gelernt, getöpfert und gemalt. Nur habe ich sie nie dabei gesehen. Ich war ja nicht dabei.

Während meine Mutter Antidepressiva nimmt, sagt sie, die Nebenwirkungen seien so unangenehm, es gehe ihr ohne die Tabletten viel besser. Ohne ist sie so müde und kraftlos, dass sie erneut Medikamente verschrieben bekommt. All meine Versuche, für meine Mutter eine geeignete ambulante Therapie zu finden, enden damit, dass sie in der Sitzung so tut, als sei alles in bester Ordnung, und danach klagt, es sei furchtbar anstrengend gewesen, sie wolle dort nie mehr hingehen. Als sie wieder gar nicht mehr zurechtkommt, schlagen Kenta und ich einen erneuten Aufenthalt in einer psychosomatischen Klinik vor. Sie ist einverstanden und macht einen Termin bei ihrer Psychiaterin, für die nötigen Einweisungspapiere. Wenig später behauptet sie, es sei ihr gar nicht so schlecht gegangen, sie hätte ihre Ärztin nur aufgesucht, weil sie ein seltsames Gefühl in den Füßen gehabt habe. Ihre Medikamente setzt sie wieder ab.

Als meine Mutter siebzig wird, organisiere ich für sie ein kleines Fest. Sie hat ihren Geburtstag nie richtig gefeiert, wir waren immer nur zu dritt, sie, mein Bruder und ich. Ich lade eine Handvoll Bekannte von ihr ein, ihre Mallehrerin, ihre Gesangslehrerin und eine Freundin vom Butohtanz. Nichtsahnend betritt meine Mutter meine Wohnung, wir stehen alle im Flur und singen ihr ein Geburtstagslied. Ich sehe, wie ihr die Tränen in die Augen steigen. Wir verbringen einen schönen Abend, alle haben kleine Geschenke für meine Mutter, über die sie sich freut. Am nächsten Tag warte ich auf ein Zeichen von ihr, aber meine Mutter meldet sich nicht. Als ich es nicht mehr aushalte und sie anrufe, höre ich sie nur sagen, es sei sehr anstrengend gewesen und sie sei darum heute sehr müde. Ich lege auf und weine.

Kenta kümmert sich mit einer Engelsgeduld um unsere Mutter, fährt zu ihr, um mit ihr Gymnastik zu machen, spazieren zu gehen, zusammen einzukaufen. Er geht mit ihr ins Kino und führt sie zum Essen aus. Mein Bruder hat unseren Eltern nie Vorwürfe gemacht, sagt, er habe keinen Anspruch auf irgendetwas. Wir müssten dankbar sein, dass unsere Mutter bei uns geblieben sei und uns allein großgezogen habe. Ich stehe nicht einmal eine kurze Autofahrt mit ihr durch, ohne pampig zu werden, ein zweiminütiges Telefongespräch mit meiner Mutter kann den totalen Erschöpfungszustand bei mir auslösen.

Einmal führe ich meine Mutter ins Kino aus. Es ist ein japanischer Film. Schon nach kurzer Zeit nimmt sie die Hände vor ihr Gesicht. Ich kann dieses mir so vertraute Bild von ihr, neben mir, nicht ausblenden und den Film nicht genießen, flüstere, sie solle doch den Film ansehen, obwohl ich weiß, dass es vergebens ist. Ich kann nichts tun gegen diesen Sog in ihr, der sie nach unten zieht und ihre Hände vor ihr Gesicht.

In den Jahren meiner Therapie bin ich häufig bei meiner Mutter. Nachdem mein Bruder und ich ausgezogen sind, konnte meine Mutter die Wohnung eines verstorbenen Nachbarn übernehmen. Die neue Wohnung ist genauso geschnitten wie unsere alte Wohnung, sie hat nur ein Zimmer weniger. Ich bin immer gern in meiner alten Straße und in dem Haus, es liegt eine Vertrautheit darin, die ich nie mehr woanders finden werde, die Möbel, die Teppiche, die Bilder an der Wand. Meine Mutter hat sich immer schön eingerichtet, farbenfroh und gemütlich, auf dem Tisch eine Vase mit Tulpen. In ihrem Schlafzimmer an der Wand hängen bis hoch zur Decke gerahmte Porträts, die sie mit Kohle gezeichnet hat. Ich stelle es so an, dass ich um die Mittagszeit bei meiner Mutter vorbeikomme, und bitte sie, uns eine

Kleinigkeit zu kochen. Ich blättere in ihrem alten japanischen Kochbuch, obwohl ich die Rezepte nicht lesen kann, es beruhigt mich, an ihrem Esstisch zu sitzen und die Gerichte aus meiner Kindheit zu essen. Manchmal lasse ich mir sogar von ihr Jōrei geben, liege mit geschlossenen Augen auf dem Ledersofa im Wohnzimmer und kann ihre Heilkraft, an die ich als Kind nie so recht geglaubt habe, tatsächlich spüren. Ich erzähle ihr von dem großen Loch, das ich in mir trage. Manchmal übernachte ich bei meiner Mutter. Zum Geburtstag schreibt meine Mutter mir eine Karte, ob wir nicht vielleicht jetzt nachholen könnten, was damals gefehlt hat. Ich lese die Karte mehrere Male, dann umarme ich sie und sage ja. Später liegen wir in einem Hamam nebeneinander auf dem großen heißen Stein, durch den Dampf kann man fast nichts sehen, unsere Finger berühren sich zufällig und meine Mutter nimmt vorsichtig meine Hand in die ihre. Ich weiß nicht, wie lange wir dort liegen und uns an den Händen halten, aber ich schließe die Augen, um das Gefühl zu konservieren, wie einen kostbaren archäologischen Fund.

Zur Verlobung schenkt Felix mir einen wertvollen Diamantring. Die Goldfassung ist aus den eingeschmolzenen Eheringen seiner Eltern gefertigt. Sein Vater, der seine Frau an eine Krankheit verloren hat, bevor wir uns kennenlernten, hat Felix die Ringe bereitwillig für mich überlassen. Den Diamanten haben sie gemeinsam ausgewählt. Diese große Geste ist mir zu klassisch, zu aufgeladen mit etwas, das mit mir gar nichts zu tun hat. Ich wünsche mir doch etwas Eigenes, einfach nur eine gesunde, kleine Familie. Ich wollte nie eine Prinzessin sein.

Gesine fragt, ob ich zur Hochzeit das alte Familiensilber haben wolle, und ich sage unüberlegt ja. Eine umfassende verschnörkelte Besteckgarnitur von 1892 mit den eingravierten Initialen meiner Urgroßeltern, den Eltern meines Großvaters. Als meine Tante es mir bringt, ist es lieblos verpackt, unsortiert und angelaufen. Man sieht dem Silber an, dass Gesine es nicht mochte. Wenn ich heute darauf stoße, mache ich die Schublade der Kommode schnell wieder zu, ich weiß, dass ich es niemals verwenden werde. Ich mache mir Gedanken, ob meine Eltern meine Hochzeit gemeinsam feiern können. Sie haben sich zuletzt bei meiner Abiturfeier gesehen. Danach sagte meine Mutter, nun seien wir alt genug, sie wolle Karl nie mehr wiedersehen.

Es kann doch nicht sein, schimpft Felix, dass deine Eltern für diesen Anlass ihre Befindlichkeiten nicht ein einziges Mal zurückstellen können. Ich will es gar nicht anders. Ich weiß, dass ich meine Hochzeit nicht genießen könnte, mit meiner Mutter und meinem Vater in einem Raum. Zur standesamtlichen Trauung und der kleinen Feier lade ich meinen Vater und seine Schwestern ein. Zur kirchlichen Trauung und dem großen Fest meine Mutter. Letztendlich kommt meine Mutter doch die halbe Stunde ins Standesamt, weil ich mir so wünsche, sie bei der rechtmäßigen Trauung dabeizuhaben, aber nach dem Gruppenfoto vor der Tür geht sie nach Hause. Am Abend hält mein Vater eine liebevoll vorbereitete Rede für mich, er erwähnt darin auch meine Mutter, auf der Tanzfläche halten wir uns an den Händen, er dreht mich im Kreis, unsere Arme verheddern sich. Ich lache aus vollem Halse, weil mein Vater sich beim Tanzen so anstellt und ich mich dafür früher geschämt habe. Jetzt ist es mir ganz egal. Die Rede hat er mir in unser Hochzeitsbuch geschrieben. Sie ist für mich ein Weg zur Liebe meines Vaters, zu der ich sonst in mir nur schwer Zugang finde.

Zwei Monate später heiraten wir kirchlich, mit richtig vielen Gästen. Ich trage Blumen im Haar und sogar einen Schleier, er sieht einfach hübsch aus zu meinem knielangen weißen Kleid, mit dem bodenlangen Tüllrock darüber. Als die Orgel ertönt, betrete ich die kleine barocke Kirche. Hinter der Tür im kleinen Vorraum wartet mein Bruder auf mich und lächelt mir zu. Er hat sich extra einen dunkelblauen Anzug gekauft und sieht so elegant aus wie noch nie. Er hält sich aufrecht und hat einen ernsten feierlichen Blick aufgelegt. Ich spüre, er möchte den Platz an meiner Seite würdig ausfüllen. An seinem Arm schreite ich konzentriert den Gang nach vorne, sehe in die strahlenden Gesichter meiner Freunde. Ich wende mich um und schaue nach oben, wo meine Mutter steht. Sie singt von der Empore herab das *Ave-Maria* von Schubert, eine meiner Freundinnen begleitet sie auf dem Cello. Bis zu dem Moment, in dem ich die Kirche betrete und ihre Stimme höre, bin ich unsicher, ob sie wirklich singen wird. Meine Mutter trifft vor lauter Nervosität nicht jeden Ton, aber sie schafft es, es ist mein schönstes Hochzeitsgeschenk. Als ich dann vorne neben Felix sitze, halte ich mich an seiner Hand fest und beobachte durch meinen Schleier die vielen Menschen, die ihre Blicke auf uns richten, der langatmige Gottesdienst plätschert an mir vorbei. Es ist kalt in der Kirche und ich bin froh, dass ich unter meinem Kleid Wollunterwäsche trage. Als ich an der Reihe bin zu sprechen, schrecke ich aus meiner Versunkenheit auf, beim Namen des Sohnes, des Vaters und des Heiligen Geistes, sage ich, ohne meinen Fehler zu bemerken. Am Abend würde ich mich gern in meiner Rede vor allen Gästen bei meiner Mutter für ihren Gesang bedanken, aber sie ist nicht mehr da. Sie war müde und ist schon ins Hotel gefahren.

Einige Wochen später fragt meine Mutter beiläufig, ob mein Vater wieder geheiratet habe. Sie hat in unserem Hochzeitsbuch seinen Namen gelesen, daneben den Namen einer Frau, die mit seinem Nachnamen unterschrieben hat. Kenta und ich hatten ihr das Fest, zu dem wir erst vor wenigen Monaten nach Berlin gefahren waren, verschwiegen, aus Sorge, dass es sie aufwühlen könnte, aber es scheint ihr nicht sonderlich viel auszumachen.

Für Gesine ist die neue Frau wieder keine ideale Schwiegertochter. Wenn sich Besuch von meinem Vater ankündigt, fragt sie mit einem süffisanten Lächeln auf den Lippen, sans oder avec, und meine Tante Martha antwortet avec, weil mein Vater eigentlich immer avec kommt.

*

Am Morgen wache ich vor meiner Mutter auf, mein erster Blick fällt auf den Stapel Briefe neben meinem Kopfkissen, und ich laufe runter zu meinem Onkel, der dabei ist, seine Morgengymnastik zu machen. Er liegt auf dem Rücken, hat die Arme weit zur Seite ausgestreckt, dehnt sich, deutet ein paar Sit-ups an. Ich muss mich zusammenreißen, um nicht zu lachen, und setze mich neben ihn auf den Boden, zeige ihm, was ich gefunden habe. Er unterbricht sein Training, setzt sich auf, greift nach seiner Lesebrille im Regal, räuspert sich und liest vor. Ich muss ihn oft unterbrechen und nachfragen, aber das meiste verstehe ich. Meine Mutter schreibt aus Passau, im Januar 1973:

*Liebe Mutter,*
*heute ist Neujahr. Die jungen Leute hier haben letzte Nacht bis zum Morgengrauen gefeiert, im Bett liegend hörte ich den Lärm der Feuerwerkskörper. Dies ist das vierte Zimmer, das ich bewohne, seit ich in Deutschland bin. Ab nächster Woche werde ich endlich einen eigenen Schreibtisch haben, er wird grün sein. Gestern habe ich für den Deutschkurs am Goethe-Institut zehn Stunden lang gelernt, ein Opernskript, Zeitungsartikel, Gedichte und Romanauszüge gelesen. Das permanente Nachschlagen im Wörterbuch macht mich so wütend. Ich wünschte, ich könnte diese Sprache gut genug, um mit den Deutschen zu streiten. Es scheint mir unmöglich. Wenn ich den Kurs in Passau abgeschlossen habe, möchte ich nach Berlin gehen, aber es soll schwierig sein, dort ein Zimmer zu finden. Die Äpfel hier sind günstig und lecker. Bitte schick mir Hosen, Ramen, Tee, Seife und eingelegte*

*Gurken. Die Hosen hier im Kaufhaus sind mir zu groß und zu lang. Irenes Mutter hat mir zu Weihnachten ein Paket geschickt, einen Schlafanzug, Kerzen, Kekse und eine Schallplatte mit Weihnachtsliedern von Anneliese Rothenberger. Der Tee ist sehr lecker. Am Weihnachtsabend war ich mit einem Studenten in einem Restaurant, davor habe ich im Fernsehen eine Messe in der Kirche angesehen. Ich hoffe, Euch geht es gut. Ich schreibe bald wieder!*
*Keiko*

Dann aus Berlin im März 1973:

*Liebe Mutter,*
*ich hatte nicht vor, Kellnerin zu werden, aber es ist ein Glücksfall, dass ich in nur wenigen Stunden ein Zimmer in Berlin gefunden habe. Direkt über dem Restaurant kann ich wohnen und bei der Arbeit günstig essen. Die Küche ist schmutzig und der einzige professionelle Koch ist gerade im Urlaub. Die Tische, die Dekoration und das Geschirr sind dafür erstklassig. Shabu-shabu kostet 18 Mark, Tempura 13 Mark, Ramen 7 Mark, Angestellte bezahlen die Hälfte. Ich würde gern ein Teriyaki-Steak essen, aber es kostet 16 Mark. Die anderen Zimmer oben im Haus werden alle von Männern aus Indonesien und Ägypten bewohnt, die für drei, vier Mark in der Stunde arbeiten. Ein Kunde sagte mir heute, dass meine Aussprache gut sei, darüber habe ich mich gefreut. Wir müssen bei der Arbeit Kimono tragen und der, den ich ausgeliehen bekommen habe, gefällt mir nicht. Der Versand per Seefracht dauert bis zu zwei Monate, darum schick meine Sachen bitte so schnell wie möglich los. Ich esse jeden Tag Wakame aus deinem Paket. Von der Arbeit bin ich so erschöpft, dass ich nicht mehr so gut lernen kann. Bitte frag einen Elektriker, ob man mein Transistorradio auf den europäischen Rundfunk umstellen*

*kann, ich hätte so gern ein eigenes Radio. Und schick bitte auch meine Kimono-Accessoires, das Nerz-Halsband etc. Ich danke dir und hoffe, es geht Euch gut. Grüß bitte Masachan von mir.*
*Keiko*

Mein Onkel sagt, er habe all diese Briefe noch nie gesehen, Yasuko habe sie ihm nie gezeigt, obwohl am Schluss immer ein Gruß an Masachan, den kleinen Bruder, drinstehe. Er habe so viele Bilder von uns im Kopf, wie wir zu Besuch kamen, als wir Kinder waren, aus dieser fremden weit entfernten Welt. Es sei sehr lustig mit uns gewesen. Masayuki erzählt die Anekdote, die er immer erzählt, wenn ich zu Besuch bin, und lacht schallend. Als ich drei war habe er zu mir gesagt, ich würde meine Schuhe verkehrt herum tragen, woraufhin ich ihn angefahren habe, wie lästig er sei, anata ichiichi urusai, fehlerlos in Kobe-Dialekt. Er imitiert Kenta als kleinen Jungen, wie er sich das Bein schlimm gestoßen und mit schmerzverzerrtem Gesicht leise stöhnend gelitten habe. Ob man in Deutschland nicht weine als Kind, habe er sich gefragt. Es wäre so schön, meinem Onkel öfter einen kleinen Gruß und ein paar Fotos von meinen Kindern zu schicken, aber als ich ihn frage, ob er wisse, was eine E-Mail sei, legt er den Kopf schief und sagt, E-meiru, das habe er schon einmal gehört, ja sogar schon ausprobiert, aber nur in Japan, nicht im Ausland. Ich versuche vom Festnetz meines Onkels die Nummer meiner Mutter zu erreichen, und es ist mit der normalen Vorwahl nach Deutschland nicht möglich. Sie haben wohl tatsächlich versucht, Bescheid zu geben, als Yasuko gestorben ist, denke ich, zum Glück haben sie es versucht. Ob meine Mutter vom Spazierengehen noch nach Hause komme, fragt Masayuki, und als ich bejahe, sagt er, dann sei doch alles in Ordnung. Frag sie öfter etwas, Aki, rät er mir, sie erklärt gerne, sie war schließlich Lehrerin.

Meine Mutter und ich machen uns auf den Weg zu Hatsuko. Nara erreicht man von Kobe aus mit verschiedenen Lokalzügen, die mit lautem Rattern durch das Gewirr aus Gleisen raus aus der Stadt fahren. Meine Mutter spricht ohne Punkt und Komma, macht sich über die vielen Warnschilder im Waggon lustig, über die endlosen Durchsagen, die daran erinnern, sich festzuhalten, sein Gepäck nicht zu vergessen, Rücksicht auf die anderen Fahrgäste zu nehmen. In Deutschland sei das nicht so, sagt sie und kichert. Sie staunt über die Hochhäuser, die an uns vorbeiziehen, ständig sagt sie, früher habe es diese Häuser nicht gegeben. Wir essen die Onigiri, die Akemi uns mitgegeben hat. Wo müssen wir aussteigen, Aki? Wie lange dauert die Fahrt noch? Wie sollen wir das Haus von Hatsuko finden? Hast du dort Bescheid gegeben?, fragt meine Mutter und ich erwidere, was denkst du, Mama, glaubst du, ich würde nach so vielen Jahren unangemeldet bei ihr vor der Tür stehen?

Als Kinder und Jugendliche waren wir immer auch bei Hatsuko, wenn wir in Japan waren, sie holte uns mit ihrem kleinen Auto am Bahnhof ab und wir betraten ihr Reich: ein großzügiges einstöckiges Haus, traditionell komplett aus Holz gebaut. Das Dachziegelwerk des Hauses war über neunhundert Jahre alt und in Teilen noch erhalten. Es war voller Symbole und feiner Ornamente, für mich sah Hatsukos Haus aus wie eine Sehenswürdigkeit, wie ein Tempel. Die Böden im Eingangsbereich, in den Bädern und der Küche waren aus Holz, in allen anderen Zimmern aus Tatami, überall gab es Schiebetüren aus großen mit edlem Papier bespannten Holzrahmen. Wenn man das Haus durch den breiten Eingang betrat, man nahm zwei flache Stufen hinauf, begrüßte einen der imposante Familienschrein, darauf eine Vase mit Blumen. Besonders liebte ich den hölzernen Steg mit Brüstung, der um den kleinen Garten herumführte. Von ihm gingen die vielen Zimmer ab. Ringsherum

Felder, auf denen die Familie von Hatsukos Mann seit vielen Generationen Landwirtschaft betrieb, gesäumt von niedrigen alten Obstbäumen mit breit verzweigter Krone, die wunderschön rosa-weiß blühten. Während es in der Straße meines Onkels nicht einmal Platz für einen Gehweg gab, war hier weit und breit nichts, was die Sicht versperrte.

Diesmal holt Hatsukos Schwiegertochter uns vom Bahnhof ab. Als wir mit dem Auto in die altbekannte Auffahrt einbiegen, sehe ich, das wunderschöne Holzhaus von früher ist einem rechteckigen Fertighaus gewichen mit barrierefreiem Zugang. Im Garten steht ein Container, dort seien die ganzen Sachen aus dem alten Haus untergebracht, sagt Mai. Hatsukos Töchter hätten beim Ausräumen ihres Elternhauses sehr geweint. Als wir Hatsuko begrüßen, fragt meine Mutter ihre Freundin, kennen wir uns? Und als Hatsuko sagt, ja, wir haben zusammen studiert und waren früher Lehrerinnen im gleichen Bezirk, sagt sie, na ja, da werden wir nicht so viel miteinander zu tun gehabt haben, da hat man ja wenig Zeit. Hatsuko ist wie meine Mutter über achtzig Jahre alt, bei einem schweren Sturz hat sie sich einen Magenriss zugezogen und kann seither nur noch mit dem Rollwagen gehen, sie ist noch dünner als meine Mutter und in ihrem Zimmer steht ein richtiges Pflegebett, ein Schlaganfall hat eine Gesichtslähmung hinterlassen, die es mühsam macht, sie auf Anhieb zu verstehen. Zwei Tage und zwei Nächte verbringen wir bei ihr, schlafen in einem kleinen Tatami-Zimmer nebeneinander auf dem Futon. Meine Mutter muss ständig auf die Toilette, findet auch allein den Weg, nur auf welchen der vielen Knöpfe sie drücken muss, um die Spülung zu betätigen, versteht sie nicht und ruft nach mir, auch nachts. Wenn wir tagsüber in Gesellschaft sind, es etwas zu essen gibt, ein Spaziergang ansteht, sie mit der netten Frau, die sie nicht kennt, am Tisch sitzt und in Fotoalben blättert, geht es meiner Mutter gut.

Hatsukos Kinder, die zu Besuch kommen, nennen sie Obasan, Tantchen, sie berühren sie, natürlich kennen wir uns, sagen sie, wir haben viele Erinnerungen an dich, du hast uns immer besucht und uns Geschenke aus Deutschland geschickt! Sie holen eine uralte abgewetzte Stoffpuppe aus dem Container, das ist Moritz, sagen sie.

Wenn sich meine Mutter früher mit ihrer Freundin unterhielt, verbrachte ich die Zeit am Webstuhl, stundenlang versank ich in dieser schönen Arbeit, die Scharniere im Holz quietschten beim Bewegen der Pedale. Einmal überreichte Hatsuko mir eine große rechteckige Schachtel, darin war ein Kimono, ein Geschenk für mich, er war pink-orange geblümt, der Obi schwarz, mit goldenen Fächern darauf, dazu dicke weiße Socken, die den großen Zeh einzeln umhüllen, und knallrot lackierte Geta. Hatsuko half mir, den Kimono richtig anzulegen, sie zog und zupfte an den verschiedenen Schichten, bis sie mit dem Ergebnis zufrieden war. Zu Hause in Deutschland trug ich meinen Kimono auf dem Umzug des Oktoberfests. Ich durfte als einziges halb japanisches Mädchen auf dem japanischen Festwagen mitfahren und lächelnd in die Menge winken.

Nachts wacht meine Mutter auf und weiß nicht mehr, wo sie ist, es sei seltsam, aber in ihrem Kopf sei alles durcheinandergeraten, sie verstehe gar nichts mehr, sagt sie. Immer wieder erkläre ich ihr die Situation, versichere ihr, sie müsse sich keine Sorgen machen, ich würde immer an ihrer Seite bleiben. Es ist dunkel und ich nehme ihre Hand. Warum nennst du mich eigentlich Mama, fragt sie plötzlich. Und ich antworte, weil ich deine Tochter bin, ich bin Aki. Morgens wacht meine Mutter auf und denkt, wir seien in einem Hotel. Wann gibt es hier Frühstück? Müssen wir schon runter in den Speiseraum? Wir machen einen Spaziergang um das Grundstück der Familie, meine Mutter bewundert die orange leuchtenden Kaki-Früchte an den

Bäumen, zum Mittagessen fahren wir mit Mai und Hatsuko in die Stadt und meine Mutter isst mit gutem Appetit. Als wir nachmittags nur zu zweit in einer großen Tempelanlage spazieren gehen, ist sie plötzlich sehr erschöpft und wir suchen uns eine Steinbank, um auszuruhen. Was wir hier eigentlich machen, fragt sie, und als ich ihr sage, dass wir in Japan seien, antwortet sie, du lügst! Sie möchte es mir auch nicht glauben, als ich auf die japanischen Schilder und die Menschen um uns herum zeige. Ich rufe ihren Bruder an, um unsere Ankunftszeit für den morgigen Tag zu verabreden, und meine Mutter spricht kurz mit ihm, als würden sie ständig miteinander telefonieren. Kaum aufgelegt, hat sie das Gespräch bereits wieder vergessen.

Abends werden wir ausgeführt, zu zehnt fahren wir im Taxibus in ein besonderes Lokal, Hatsukos Sohn Ryōji hat für uns ein traditionelles japanisches Menü vorbestellt, in einem abgetrennten Raum, so ein Essen dauert Stunden. Ryōjis Teenager-Tochter hält sich eine am Rand in feinen Streifen eingeschnittene frittierte Aubergine so vors Gesicht, dass sie aussieht wie ein Teil ihres Ponys, und macht ein Selfie, schickt es kommentarlos ihren Eltern, die es uns zeigen. Wir lachen viel, gehen auf dem Heimweg noch in einen Konbini, Getränke und Snacks besorgen, voller Freude beobachte ich Ryōji und meine Mutter, er hakt sie unter und geht mit ihr die Regale ab, mit Schwung wirft er alles, was sie aussucht, in den Einkaufskorb.

Ryōji hat mir schon immer gefallen, er ist ein paar Jahre älter als ich, früher hörte ich ihn im Nebenzimmer Gitarre spielen, wenn er sich im gleichen Raum aufhielt wie ich, wusste ich nicht, wo ich hinschauen sollte. Unterhalten konnten wir uns nicht richtig, ich traute mich nicht, Japanisch zu sprechen, verstand ihn aber und er fragte mich, was mir wichtiger sei, Geld oder Freunde. In Japan wurde ich als Kind immer Prinzessin, später Ojōsama, genannt, für die Familie und Freunde in Japan hatte meine Mutter das große Los gezogen, weil sie reich geheiratet hatte. Von der Depression meines Vaters, seinem Selbstmordversuch und ihrer gescheiterten Ehe erzählte meine Mutter nichts. Hatsuko erfuhr erst Jahre nach der Scheidung davon. Am Telefon sei es nicht gegangen, sagte meine Mutter, als ich sie fragte, warum, von Angesicht zu Angesicht, glaubt sie, hätte sie es ihr erzählt. Es sei ohnehin so eine Sache mit dieser Trennung gewesen, mein Vater sei zwar ausgezogen, erst in eine andere Wohnung, dann sogar in eine andere Stadt, aber die Scheidung sei erst acht Jahre nach seiner Entlassung aus der Psychiatrie spruchreif gewesen, obwohl sie danach nur noch wenige Monate als Paar in unserer Wohnung zusammengelebt hätten.

Im Haus sitzen wir noch bis nach Mitternacht alle zusammen und unterhalten uns, meiner Mutter fallen im Sitzen schon die Augen zu. Während sie ihren Schlafanzug anzieht, gibt Ryōji mir ein Zeichen, ich solle ihm folgen. Ich erinnere mich, wie schön es hier war, das letzte Mal, als ich mit meinem kleinen Sohn bei Hatsuko zu Besuch war. Ryōji hat neben dem Haus seiner Eltern ein modernes kleines Haus gebaut, zum Essen saß man nicht mehr auf dem Boden und im Gästezimmer stand ein richtiges Bett. Am Kindertag, dem Kodomo no hi, ließ Hatsukos Mann für meinen Sohn einen Koi nobori in die Luft aufsteigen, wir standen zusammen auf dem Feld und sahen zu, wie der blaue Karpfen über uns im Wind flatterte. Danach aßen wir frisch geerntete Erdbeeren und stampften mit der ganzen Familie Reis, um Mochi zu machen. Hatsuko borgte mir ein Nachthemd, sie war wie eine Mutter zu mir.

Draußen im Container holt Ryōji etwas aus einem kleinen Karton, drückt mir einen Umschlag mit alten Fotos in die Hand, unsere Mütter als junge Studentinnen und später als Grundschullehrerinnen, sie sehen so hübsch aus, tragen schicke Kostüme. Ryōji zeigt mir einen alten Brief, ich erkenne die Handschrift meiner Mutter, es ist ein Abschiedsbrief. Hatsuko spreche noch immer oft von meiner Mutter, sagt er, sie sei eine sehr mutige Frau.

Bis vor wenigen Jahren hatte ich mir nie Gedanken darüber gemacht, warum meine Mutter nach Deutschland gekommen war. Sie war einfach da. Und eine mutige Frau war sie für mich nie gewesen.

Nachts wacht meine Mutter auf und wieder liegen wir mehrere Stunden wach nebeneinander und reden und reden, irgendwann fragt sie mich, bist du meine Mutter? Erschöpft schlafen wir am folgenden Tag bis mittags, ein monotones klackerndes Geräusch weckt mich, Mai hat den elektrischen Reisschäler angestellt, er entfernt die dunkle Schale, die das Reiskorn umhüllt, Hatsuko möchte uns einen Beutel weißen Reis von den Feldern der Familie nach Deutschland mitgeben. Nach einem späten Frühstück nimmt Mai meine Mutter mit in ihr Klavierzimmer, sie singen zusammen *Nanatsu no ko*, ein Kinderlied über die Krähe, und den berühmten Schlager von Kyū Sakamoto, *Sukiyaki*. Hatsuko schenkt uns ein Liederbuch mit alten japanischen Volksliedern und eine Ausgabe der Frauenzeitschrift, die meine Mutter früher so gern gelesen hat, für die Zugfahrt. Dann packen wir unsere Sachen.

Als ich mich von Hatsuko verabschiede, sehe ich, wie ihr die Tränen kommen. Am liebsten würde ich mit ihr weinen, aber ich muss meiner Mutter nach, die sich schon auf den Weg gemacht hat, Richtung Auto. Neben ihr auf der Rückbank sehe ich aus dem Fenster Hatsuko mit ihrem Rollwägelchen vor dem Hauseingang stehen und winken, sie weiß, sie wird ihre alte Freundin nie mehr wiedersehen. Ich sage meiner Mutter, sie solle doch zurückwinken, und sie hebt ihre Hand und lächelt, ohne zu wissen, wo und bei wem sie ist. Ich frage mich, wann meine Mutter aufgehört hat, bei Hatsuko anzurufen, wann sie aufgehört hat, ihre eigene, meine Familie anzurufen. Es ist etliche Jahre her, schon vor dem Umzug ins Wohnstift war sie so kraftlos, dass sie es nicht mehr schaffte, den Hörer in die Hand zu nehmen und ihre Nummer zu wählen. Vor Yasukos 100. Geburtstag hatte meine Mutter mich gebeten, Fotos zu entwickeln, von uns und den Kindern, aber der Geburtstag verstrich und meine Mutter schaffte es nicht einmal, eine Postkarte zu schreiben oder ihre Mutter anzurufen. Früher habe ich nie verstanden, was daran so schwierig sein sollte, jetzt stehe ich vor Hatsukos Haus und spüre die Unmöglichkeit anzurufen im ganzen Körper, jeder Kontakt holt sie hervor, die unüberbrückbare Entfernung, den Mangel, den das Verlassen ihrer Heimat in meiner Mutter hinterlassen hat. Es ist einfacher, das Telefonieren einzustellen.

Als Hatsuko einmal nach Deutschland kam, um meine Mutter zu besuchen, vertrug sie den Flug nicht und litt tagelang an einer schlimmen Reiseübelkeit. Ihre Zeit verbrachte sie größtenteils im Bett und auf der Toilette. Die gebuchte Bootsfahrt auf der Donau konnten die Freundinnen nicht antreten, kein Museum besuchen, nicht in die Berge fahren, keine Makrele im Biergarten essen. Mit großer Mühe schleppte Hatsuko sich in meine Wohnung, wo ich ein schönes Essen für uns zubereitet hatte, und zwang sich ein paar Bissen hinein, entschuldigte sich die ganze Zeit über für ihr Unwohlsein. Als meine Mutter und sie sich am Flughafen gegenüberstanden, hätte ich sie am liebsten geschubst, damit sie sich in die Arme fielen, aber sie nickten sich nur lächelnd zu, verbeugten sich voreinander, bevor Hatsuko sich umdrehte und die Heimreise antrat.

Beim Umsteigen in Osaka am Bahnsteig spricht meine Mutter eine junge Frau mit Kind an, wie alt er sei, der Junge im Buggy, sie beugt sich zu ihm herunter und schneidet eine freundliche Grimasse, zwei Jahre, antwortet die Frau. Meine Mutter dreht sich zu mir, um einen Schluck Tee aus meiner Flasche zu trinken. Als ihr Blick wieder auf den Buggy fällt, spricht sie die junge Mutter erneut an, wie alt ist es denn, ist es ein Junge oder ein Mädchen? Zu Hause bei meinem Onkel erzähle ich Masayuki und Akemi von den Tagen bei Hatsuko, lasse die vielen so komischen und gleichzeitig todtraurigen Situationen mit meiner Mutter Revue passieren, während meine Mutter sich nach oben in Yasukos Zimmer verzogen hat. Ich höre sie eine Melodie summen, und obwohl ich sie nicht sehen kann, habe ich ein genaues Bild in mir, wie sie mit dem Buch von Hatsuko in der Hand am Tisch ihrer Mutter sitzt und singt.

# OTŌSAN

In Hemd und Jackett, einen Lederranzen auf dem Rücken, verließ mein Vater als kleiner Junge das Familienanwesen, lief allein die Straße entlang, durch den Schlosspark bis zur Schule. Zu den Kindern aus seiner Klasse hatte er wenig Kontakt. Als er doch einmal eingeladen war zu einem Kindergeburtstag, staunte er über die einfache Wohnung, in der das Kind mit seinen Eltern lebte. Die Mutter des Geburtstagskindes schnitt feierlich den Geburtstagskuchen an und gab dem Kronprinzen des Städtchens das erste Stück. Mein Vater protestierte laut und sagte, das erste Stück müsse doch das Geburtstagskind bekommen, aber die Mutter ließ sich nicht beirren. Mein Vater sieht mich kopfschüttelnd an, als er mir davon erzählt, ich wollte doch nie etwas Besonderes sein, Aki, sagt er.

Als er ein Junge war, sei der Weihnachtsbaum einmal abgebrannt und habe große Schäden angerichtet. Die Versicherung erstattete anstandslos die teuren Gemälde und Bücher, aber den von Gesine angegebenen Wert für den Weihnachtsschmuck fand sie unglaubwürdig. Da Gesine akribisch Buchhaltung über ihren Haushalt führte, bekam sie den Wert aber am Ende erstattet. Wenn Ludwig sich zum Jahresende ihre Haushaltsaufstellung ansah, die sie in ein dickes in Leder gebundenes Buch eintrug, ging die Mutter neben dem Esszimmertisch auf und ab, wie aufgezogen. Jedes Jahr wunderte Ludwig sich wieder darüber, wie teuer der Metzger und der Obst- und Gemüsehändler waren.

In einem abseitigen Kellerraum, der meinem Vater zugeteilt wurde, weil er dort niemanden damit störte, stand seine elektrische Eisenbahn auf einer großen, auf zwei Böcken gelagerten

Sperrholzplatte, in die er mit dem Handbohrer Löcher für die Verkabelung bohrte. Dort im Keller habe er gelernt, sich ausgiebig mit sich selbst zu beschäftigen und beharrlich an einer Sache dranzubleiben, auch wenn sich niemand sonst dafür interessierte.

Wenn die Kinder am Wochenende gemeinsam mit den Eltern am Tisch beim Essen saßen – unter der Woche aßen sie hinten im Flur mit dem Kindermädchen, damit Gesine und Ludwig nicht gestört wurden –, kippte die Stimmung zwischen den Eltern manchmal so, dass es eskalierte und Gesine aufsprang und auf den Acker hinüberlief. Ludwig schickte dann meinen Vater hinterher, er solle ganz lieb sein zu seiner Mutter und sie zurückholen ins Haus, einen seltsamen Nachdruck in der Stimme. Damals habe er nicht verstanden, warum die Eltern stritten, im Nachhinein vermute er, dass es Eifersuchtsszenen waren, die sich da abspielten, ob begründet oder nicht. Er habe Ludwig sehr bewundert, sagt mein Vater, ihn beobachtet, wie er auf der Geige zu »Music Minus One« die großen Konzerte spielte, er war stolz darauf, dass er als Einziger unter den Geschwistern mit seinem Vater gemeinsam Kammermusik machen durfte, die Schwestern hatten kein Talent auf dem Klavier, er spielte Cello und war musikalisch.

Wenn Ludwig im Oberengadin mit seinen Bergstiefeln, dem schweren Rucksack, Seil und Pickel aufbrach, stand mein Vater in der Tür und sah ihm nach. Gesine war froh, wenn er heil von seinen Touren zurückkehrte, ihr wurde schwindlig in der Höhe. Bei Familienausflügen wanderte sie trotzdem mit und mein Vater blieb dicht bei ihr. Aki, ich war froh, dass meine Mutter mich endlich einmal brauchte, sagt mein Vater, da war plötzlich eine Nähe, die sonst nicht da war. Wenn die Mutter überhaupt einmal zu Hause war, saß sie mit ihrem Privatlehrer hinter der verschlossenen Wohnzimmertür und durfte nicht gestört werden, erst lernte sie Spanisch, um besser mit der Haushälterin sprechen zu können, dann Finnisch.

Karl ist ein sehr kluges Kind, stand im Grundschulzeugnis meines Vaters. Seine Schwestern zogen ihn aus Neid bei jeder Gelegenheit für seine vielen Einsen auf und freuten sich, als er einmal für einen Aufsatz mit vielen Satzzeichenfehlern nur eine Vier bekam. Später hast du für so etwas eine Sekretärin, aber bis dahin musst du deine Satzzeichen schon selbst setzen, hatte der Lehrer daruntergeschrieben. Für alle war ich bereits der Nachfolger meines Vaters, Aki, sagt mein Vater.

Ich überlege, wann und von wem ich vom Suizidversuch meines Vaters erfahren habe, und weiß es nicht mehr. Ich vermute, er selbst hat es mir erzählt, als ich alt genug war, aber wie sehr ich mich auch anstrenge, jegliche Erinnerung an diesen Moment, in dem ich erfahren habe, dass mein Vater einmal sterben wollte, ist verschüttet. Als ich Kenta frage, ob er sich daran erinnern könne, schüttelt er nur schulterzuckend den Kopf. Sie habe zunächst überhaupt nicht bemerkt, dass es meinem Vater so schlecht ging, sagt meine Mutter, als ich sie bitte, mir aus der Zeit zu erzählen. Er sei immer so fleißig am Institut gewesen, um an seiner Doktorarbeit zu schreiben, und sie habe gedacht, er sei einfach sehr müde. Meine Mutter sitzt bei mir auf dem Sofa und sieht mich gefasst an, während sie spricht, die Worte kommen ihr schnell über die Lippen, sie erzählt auf Deutsch. Meine Tochter, die so alt ist, wie ich es damals war, gerade mal zehn Monate, liegt neben uns und schläft. Nur wenige Wochen vor seinem Selbstmordversuch haben wir als Familie noch eine Reise unternommen, mit dem Wohnmobil nach Norwegen. Mein Vater habe während der unendlich langen Fahrt bei jeder Kleinigkeit die Fassung verloren, meine Mutter habe umkehren wollen, konnte aber das Wohnmobil nicht fahren, und mein Vater hatte sich diese Reise in den Kopf gesetzt. Morgens habe er eine halbe Stunde lang regungslos dagesessen und es nicht geschafft, sich seine Schuhe anzuziehen. Es war sehr schlimm, Aki, sagt meine Mutter. Wieder zu Hause angekommen, ließ mein Vater mich im Kinderwagen mitten im Kaufhaus stehen. Als er allein zu meiner Mutter in unsere Wohnung zurückkam, rannte sie panisch los und fand mich schlafend, zwischen den Wühltischen mit Socken und Unterwäsche im Sonderangebot. Auf Anraten seines Arztes ging mein Vater stationär in die Klinik, aber schon am nächsten Morgen kam er zurück nach Hause. Er habe die ganze Nacht dort wach im Bett gelegen und nur daran denken können, wie um alles in der Welt er wieder herauskomme, sagte er. Und dann passierte es. Sie sehe noch immer die vielen blinkenden Lichter vor dem Haus, Polizei, Notarzt und Feuerwehr, sagt meine Mutter, die Tür wurde aufgebrochen, mein Vater hatte Tabletten geschluckt, mehrere Stunden lang bewusstlos in der vollen Badewanne gelegen. Er habe großes Glück gehabt, dass er nicht ertrunken sei, sagte der Arzt, sie habe ihm das Leben gerettet. Der Magen wurde ihm ausgepumpt und wenige Stunden später wurde er nach Hause geschickt. Als er am Abend schon wieder in der Tür stand, traute meine Mutter ihren Augen nicht, sie wusste nicht, wie sie ihm helfen sollte, wollte nicht, dass wir Kinder ihn so sahen. Sie war froh, dass Ludwig kam, um seinen Sohn zurück in die Klinik zu bringen. Mein Vater sagt, er habe selbst zurück in die Klinik gewollt, nur von Ludwig mit seinem Chauffeur habe er sich partout nicht hinbringen lassen wollen. An einer roten Ampel sprang er aus dem Wagen und lief seinem Vater davon. Gesine besuchte ihren Sohn erst viel später. Er habe mit seiner Mutter nie richtig darüber sprechen können, was passiert war, sagt mein Vater. Als er ihr erzählte, dass meine Mutter ihm das Leben gerettet habe, erwiderte sie nur, seine Schwester Martha wäre doch ohnehin bald nach Hause gekommen.

Meine Mutter funktionierte wie eine Maschine, machte Essen für uns Kinder, brachte Kenta in den Kindergarten, fuhr mit mir im Kinderwagen mit der U-Bahn jeden Tag durch die Stadt zur Psychiatrie und wieder zurück. Die ersten Tage und Wochen stand mein Vater völlig neben sich, sie drang nicht zu ihm durch, war erleichtert, wenn die Besuchszeit vorüber war. Nach einigen Wochen ging es ihm besser, es gab eine Holzwerkstatt in der Klinik, die Arbeit dort ließ ihn zur Ruhe kommen. Die Weihnachtsfeiertage durfte er zu Hause verbringen. Meine Mutter freute sich erst, aber als mein Vater mit uns im Wohnzimmer saß, merkte sie, dass alles aus den Fugen geraten war, ihr Mann von den Medikamenten wie unter einer Glocke. Nach sechs Monaten Psychiatrie lud mein Vater seine Freunde ein, um seine Heimkehr zu feiern, meine Mutter sollte für alle kochen. Sie bat ihn, es zu lassen, sie habe keine Kraft, die fröhliche Gastgeberin zu mimen, aber mein Vater nahm keine Rücksicht auf ihren Wunsch. Niemand aus der Familie habe in dieser ganzen Zeit auch nur einmal gefragt, wie es ihr gehe, wie sie es allein mit uns Kindern schaffe, alle dachten nur an meinen Vater. Gesine und Ludwig machten meiner Mutter sogar noch Schuldgefühle, als sei sie verantwortlich für das Unglück ihres Sohnes. Sie müsse jetzt eine starke Ehefrau sein und ihn mit ihrer Liebe heilen. Als mein Vater wieder anfing, ins Institut zu gehen, um seine Doktorarbeit abzuschließen, hoffte meine Mutter, dass er endlich damit fertig- und dann alles besser würde. Sie wusste, dass seine Eltern und Schwestern alle einen Doktortitel hatten und von ihm erwartet wurde, dass er sich einreihte. Sie vereinbarte einen Termin bei einem Paartherapeuten und überwand dafür sogar ihre Scheu vor Telefonaten. Sie wollte alles tun, um ihre Ehe zu retten, aber mein Vater weigerte sich hinzugehen. Meine Mutter sagt leise, eine Frau habe damals für meinen Vater angerufen, ganz überrascht habe sie meine Mutter gefragt, wer sie denn sei.

Seine Ehefrau, habe sie geantwortet, und plötzlich verstanden. Ich bin ein freier Mensch, diesen Satz habe er wieder und wieder zu ihr gesagt, meine Mutter spuckt die Worte aus, als seien sie Gift.

Mein Vater nimmt nach seiner Entlassung drei Jahre lang Lithium, nach wenigen Monaten mietet er sich eine eigene Wohnung, zusätzlich zu der gemeinsamen Familienwohnung. Ich wollte nicht getrennt von ihm leben, sagt meine Mutter mir. Es sei ein Schock für sie gewesen, dass er fünf Jahre später, kurz nach der Wende, in eine andere, entfernte Stadt nach Ostdeutschland zog, obwohl wir Kinder noch so klein waren. Er habe sie vor vollendete Tatsachen gestellt, sei einfach einer Laune gefolgt, wie ein Kind, erzählt sie kopfschüttelnd. Die Scheidung nach drei weiteren langen Jahren in dieser unklaren Situation, als getrennt lebendes Paar, war eine Erleichterung für sie. Erst da schaffte sie es endlich, klare Grenzen zu ziehen, wenn er die Familie besuchte. Mit großen ungläubigen Augen sieht sie mich an, Aki, als ihr Teenager wart, hat euer Vater mich gefragt, warum ich damals nicht um ihn gekämpft habe.

Mein Vater erinnert sich noch genau an den Moment, als er seinen Entschluss gefasst hatte, wie er beim Abschied meine Mutter anlog, er wolle ins Institut gehen, und dann die Wohnung seiner Schwester ansteuerte. Mein Vater sagt heute, er habe schon lange vor seinem Zusammenbruch gewusst, dass seine Doktorarbeit verkorkst war. Daran zu scheitern schien ihm so ungeheuerlich, dass er die Arbeit daran in die Länge gezogen habe, all diese verlorenen Jahre. Er hätte einfach nach dem Studium anfangen sollen, als Physiker zu arbeiten, um Geld zu verdienen. Er habe sich wie ein Versager gefühlt, weil er ohne das Geld seiner Eltern nicht mal seine eigene Familie ernähren konnte.

Auf dem Teppichboden sitzend lese ich bei meinem Vater alte Briefe meiner Mutter, ein ganzes Bündel. Die Beziehung meiner Eltern war bis dahin immer so abstrakt für mich gewesen, plötzlich bin ich mittendrin in der mir so vertrauten Handschrift meiner Mutter. Sie beantwortet einen »schrecklichen Brief«, den mein Vater ihr geschrieben hat, als er dachte, sie wolle ihm seine Kinder wegnehmen. Ein Jahr nach der Entlassung meines Vaters aus der Psychiatrie ging meine Mutter mit uns für ein paar Monate nach Japan. Kenta besuchte dort für kurze Zeit die Grundschule, schrieb sorgfältig die fremden Schriftzeichen in die neuen Hefte mit den großen Kästchen. Mein Vater tauchte dann auf, um Kenta zurück nach Deutschland zu holen, als Pfand. Als sich meine Eltern am Flughafen gegenüberstanden, erschrak meine Mutter über die neue Frisur meines Vaters, in Deutschland war er ein unauffälliger, zart gebauter Mann, aber in Japan sah er plötzlich viel größer aus, alle drehten sich nach ihm um, und jetzt hatte er sich auch noch die Haare halb vom Kopf rasiert. Als meine Mutter nur noch mit mir bei ihrer Familie saß, wusste sie nicht, ob sie erleichtert oder todtraurig sein sollte. Die Fotos, die es aus diesen Tagen gibt, kann ich mir kaum ansehen. Die schräge Frisur meines Vaters ist mir egal, aber das Gesicht meiner Mutter und die traurigen Augen meines Bruders nicht. Als Jugendliche habe ich meinem Vater vorgeworfen, dass er uns in Japan nicht in Ruhe gelassen hat. Meine Mutter hätte wieder als Lehrerin arbeiten können, ihre Familie und Freunde um sich gehabt, alles wäre ganz anders gekommen. Aber meine Mutter sagt, sie habe sich in Japan nicht mehr wohlgefühlt. Sie war keine richtige Japanerin mehr. Sie war geschieden und ihr Mann war psychisch krank. Es wäre nicht einfach gewesen, mit nur halb japanischen Kindern in Japan zu leben, und sie hätte sich nie wieder an die winzig kleinen Wohnungen gewöhnen können.

Bei der Scheidung überschrieb mein Vater meiner Mutter die Hälfte seines Vermögens, Gesine sagte, meine Mutter solle froh sein, dass sie so gut gestellt würde. Sie habe nicht das Geld gewollt, sondern einen guten Ehemann und Vater für ihre Kinder, sagt meine Mutter, dennoch lebt sie seither von diesem Geld, hat sich nie unabhängig gemacht von der Familie, die ihr verhasst ist. Jahrzehnte nach der Scheidung versetzte meine Mutter ihren Ehering. Sie bekam nicht sonderlich viel dafür, aber mit dem Erlös kaufte sie sich einen schönen Lippenstift und etwas Neues zum Anziehen. Etwa zeitgleich entschloss sie sich dazu, ihren Geburtsnamen Mori wieder anzunehmen. Als ich das erste Mal auf den Klingelknopf neben ihrem neuen Namensschild drückte, war ich stolz auf sie.

Mein Bruder Kenta hat nie eine Therapie gemacht. Er sagt, er sehe bei mir, wie mein Leben sich dadurch verändert habe, sei es sich selbst aber nicht wert, diesen beschwerlichen und langwierigen Weg zu gehen. Sich nachts beim Videoverleih am Automaten einen Film zu holen, wie es früher üblich war, allein in der Dunkelheit die menschenleere Straße entlangzugehen, dies sei vom Grundgefühl her sein Idealzustand. Als unsere Mutter mehrere Monate in einer psychosomatischen Klinik aufgehoben war, endlich Therapie-Formate, die sie ansprachen, gefunden hatte, rief Kenta mich plötzlich an und bat mich um meine Hilfe. Zusammen entrümpelten wir zwei Tage gemeinsam seinen Rückzugsort, den ich jahrelang nicht betreten hatte. Es war schön, meinem Bruder bei etwas helfen zu dürfen, ihn dabei zu unterstützen, endlich einmal etwas für sich zu tun. Wenn ich ihn daran erinnere und ihm sage, dass diese Energie frei wurde, weil er die Sorge um unsere Mutter auslagern konnte, sagt Kenta entschieden, nein. Er habe Angst davor, was passieren wird, wenn unsere Mutter eines Tages stirbt und er seine Lebensaufgabe verliert.

*

Morgens nach dem Aufwachen liegen wir auf dem Futon und plaudern ein bisschen, meine Mutter und ich. Sobald ich Geräusche von unten höre, sage ich, komm, Mama, wir können jetzt frühstücken gehen, Masayuki und Akemi sind wach. Erst will sie sich anziehen, aber dann lassen wir doch die Schlafanzüge an, gehen die steile Treppe hinunter und setzen uns an den kleinen Tisch. Akemi gibt uns Reis, Umeboshi und Lachs, mit heißem grünem Tee übergossen.

Die Cousine meiner Mutter, Hideko, treffen wir am Nachmittag im Foyer unseres Hotels, ich nutze die Gelegenheit, um rasch ein paar frische Kleider einzupacken, Hideko macht währenddessen Fotos von der großartigen Aussicht, so habe sie Kobe noch nie gesehen. Meine Mutter weiß nicht mehr, wer die Frau ist, die uns mit zu sich nimmt, aber als Hideko die Brüder ihres Vaters aufzählt und die Kinder dazu, kennt meine Mutter alle Namen und nickt freudig. Auf dem Weg zur Bahn nimmt Hideko meine Mutter an die Hand, ich laufe dankbar hinter ihnen her, sehe mich um, endlich kann ich meine Mutter aus den Augen lassen, wir überqueren eine breite befahrene Straße, über unseren Köpfen ein Gewirr aus Oberleitungen. Es dämmert schon, als wir in Arima ankommen, tagsüber wimmelt es hier nur so von Touristen, aber jetzt sind die Straßen leer. Vorbei an den kleinen uralten Holzhäusern rechts und links der engen Gassen laufen wir den Hang hinauf zu Hidekos Haus, die Luft in den Bergen ist erfrischend kühl. Meine Mutter freut sich über einen alten Briefkasten, rot und rund, wie ein Turm steht er da, man sieht sie nur noch selten, sie spricht plötzlich von ihrer Briefmarkensammlung. Sie hat Alben voller schöner japanischer Marken, ganze Serien davon, ich erinnere mich, dass sie, wenn Post aus Japan kam, die Umschläge oftmals über Nacht in eine Schale mit Wasser legte, um die Marken vom Papier lösen zu können. Zum ersten Mal wird mir klar, welche Bedeutung Briefkästen für meine Mutter haben müssen. Als wir später mit Hideko und ihrem Mann zu Abend essen, klingelt das Telefon und Hideko hält mir den Hörer hin, ihr Bruder sei dran, er habe so gern aus Tokyo kommen wollen, um uns zu sehen, aber seine Frau sei krank geworden. Sprich doch kurz mit ihm, sagt Hideko, und als ich zögere, du kannst Englisch mit Takayuki sprechen, er hat sehr lange in London gelebt, aufmunternd lächelt sie mich an. Takayukis Stimme klingt vertraut und herzlich, ich erinnere mich plötzlich an sein Gesicht. Deine Mutter hat mir früher sehr geholfen, sagt er, sie war älter und hat schon studiert, sie hat mir so vieles beigebracht, sie fehlt mir, sagt er. Er fragt, wie es mir gehe mit ihrer Demenz. Auf Japanisch kann ich nur einfache Sätze bilden und ständig fehlt mir wieder ein Wort, auf Englisch sprudeln die Ereignisse der letzten Tage nur so aus mir heraus. Erst beim Sprechen merke ich, wie sehr mich die Situation mit meiner Mutter mitnimmt, beginne zu erahnen, was Kenta und mich zu Hause in den kommenden Jahren erwarten wird. Du kannst jederzeit bei uns wohnen, wenn du nach Tokyo kommst, wir haben Platz, Aki, sagt Takayuki zum Abschied, deine Familie in Japan ist groß.

Wir machen uns auf den Weg zum Onsen, meine Mutter will erst nicht so recht, aber Hideko sagt, natürlich gehen wir, wir gehen jeden Abend. Inmitten der vielen alten Frauen sitzen wir zu dritt nackt nebeneinander auf den niedrigen Plastikschemeln und waschen uns. Hideko hilft meiner Mutter, die diesmal nicht versteht, wie sie den Duschkopf betätigen kann, rubbelt ihr mit einem kleinen Handtuch den Rücken ab, wäscht ihr die Haare.

Wir steigen in das von Mineralien rotbraun gefärbte heiße Wasser und atmen tief durch, Hideko sorgt sich um uns wegen der Hitze, wir sollten nicht zu lange drinbleiben, aber meine Mutter lacht, das halte sie schon aus, sie sei immer noch Japanerin.

Vor dem Schlafengehen schreibt Hideko Schilder, befestigt einen Pfeil an der Wand, der zur Toilette führt, das Licht dort lassen wir die Nacht über an, sagt sie und stellt eine Tafel mit der Aufschrift »Keiko, hier bist du in Arima, bei deiner Cousine Hideko, sie ist die Tochter von Onkel Haruo« neben das Kopfkissen meiner Mutter an die Wand. Ihr habt das Zimmer ohne Schrank, falls es ein Erdbeben geben sollte, sagt sie beiläufig. Vielleicht ist es die frische Luft, vielleicht die Wirkung der heißen Quelle, zum ersten Mal schlafen wir beide gut, meine Mutter ganz ohne Schlafmittel. Am nächsten Morgen scheint die Sonne ins Zimmer, wir genießen den Blick auf die Berge, essen Rührei und gebratene Lotoswurzel zu einem köstlichen Brot, das Hidekos Mann für uns von einem Bäcker aus dem Nachbardorf geholt hat. Nach dem Frühstück blättert er mit meiner Mutter in einem alten Liederbuch. Tagsüber wird es so warm, dass wir kurzärmlig draußen herumspazieren können, Anfang November, wir holen Yumiko, eine andere Cousine, am Busbahnhof ab, die eigens aus Osaka gekommen ist. Hideko macht für uns alle Shabu-shabu, mit besonders langen Stäbchen schwenkt sie die dünnen Scheiben Rindfleisch und die riesigen Zwiebelscheiben in der Brühe. Ich frage sie nach meiner Großmutter, Hideko überlegt und erzählt dann von einem Sofa mit seidigem weißem Bezug, das bei Yasuko oben stand. So etwas habe sie zuvor nur in Filmen gesehen, das Zuhause meiner Mutter sei ihr wie eine andere Welt erschienen. Ob ich wisse, dass Yasuko auf die gleiche Oberschule wie die große Kaoru Kanetaka gegangen ist. Ihre Augen leuchten, ich habe diesen Namen noch nie gehört. Später verrät Google mir, dass sie eine Ausnahme-Journalistin war, die nach Ende des Krieges eine Reisefernsehshow produziert und über hundertfünfzig Länder bereist hat. Yasuko war nie so emsig mit der Hausarbeit beschäftigt, wie ich es von meiner Mutter und den anderen Tanten kannte, Aki, lacht Hideko. Als Kind habe sie das komisch gefunden und sich vom Urteil ihrer Familie einnehmen lassen, aber heute, als Erwachsene, sei ihr klar, wie schrecklich einsam Yasuko sich gefühlt haben muss, nach der Rückkehr aus Thailand. Sie wisse heute, dass Yasukos Beziehung zu ihrer Schwiegermutter eine Katastrophe gewesen sei. Sie kam aus einfachen Verhältnissen, Aki. Für sie muss Yasuko eine einzige Provokation gewesen sein, sie entsprach so gar nicht dem Bild der Frau, das damals noch vorherrschte. Die Tugend einer Frau bestand darin, bescheiden zu sein, sich von ihrem Ehemann zurückzuziehen, das Zuhause zu beschützen, die Kinder großzuziehen und zu dienen. Hideko hält inne, dann sagt sie plötzlich: Aki, weißt du, deiner Großmutter ging es eine Zeit lang gar nicht gut, sie litt sehr unter Menstruationsbeschwerden und erst durch die Hilfe von Sekai Kyūsei Kyō fand sie Linderung. Für sie war Jōrei damals die Rettung, deshalb engagierte sie sich dort so stark. Sie war ja später sogar Vorsitzende der Zweigstelle in Kobe. Bekannte sprachen mich regelmäßig an, weil sie als hochrangiges Mitglied immer in der Nähe stand, wenn die oberste Führung aus Atami zu Besuch kam. Hideko seufzt und sagt, deine Großmutter hat sich, glaube ich, mit ihrer Missionsarbeit einen Ort geschaffen, an dem sie sie selbst sein konnte, sie hätte viel besser in die heutige Zeit gepasst, Aki.

Am späten Nachmittag machen wir uns auf den Rückweg, Hideko organisiert unsere Fahrkarten, begleitet uns den ganzen Weg nach Kobe und geht im Kaufhaus noch mit meiner Mutter einen Kuchen essen, damit ich für die Kinder, Felix und Kenta ein Mitbringsel besorgen kann, danach setzt sie uns in ein Taxi, Aki, wir schreiben uns, ruft sie zum Abschied.

In Dauerschleife erkundigt sich meine Mutter nach allen Gebäuden, an denen wir vorbeikommen, sie sind wieder alle neu für sie. Als ich dem Taxifahrer die Situation erkläre, ruft sie empört, was redest du denn da, Aki, du bist wohl selbst dement!

Meine Mutter schläft früh ein, ich setze mich noch an Yasukos Tisch und bereue es wenig später, als meine Mutter vom Schein des Lichts wach wird und nicht wieder einschlafen kann. Muss ich wieder dorthin, Aki? Wie lange bin ich da schon? Warum muss ich dort leben? Sprichst du vom Wohnstift, Mama? Du lebst seit fast fünf Jahren dort, ganz in der Nähe von uns, du hast zwei schöne helle Zimmer und einen Balkon mit Blick ins Grüne. Was, so lange schon, wieso konnte ich nicht in meiner alten Wohnung bleiben, im Wohnstift leben nur alte Menschen, es sind sehr viele, aber jeder ist allein, ich möchte nicht dorthin zurück, sagt sie. Ich könnte mir eine kleine Wohnung suchen, eine Einzimmerwohnung, ich kann allein einkaufen gehen und für mich kochen, wenn ich muss, dort muss ich nur nicht. Unser Gespräch dreht sich im Kreis, mir war nicht bewusst, dass sie einen so klaren Wunsch nach Autonomie hat. Ich erinnere mich an ein Gespräch mit meiner Mutter einige Monate nach dem Einzug ins Wohnstift, bereits nach der ersten Nacht dort, sagte sie, habe sie das Gefühl gehabt, nun gar keinen Grund zum Aufstehen mehr zu haben, und sei einfach liegen geblieben. Wenn wir wieder zu Hause sind, sage ich, überlegen wir in Ruhe, was wir machen können, Mama, ich verstehe dich, aber jetzt müssen wir schlafen, sonst sind wir morgen den ganzen Tag müde. Vielleicht sollte ich in Japan bleiben, sagt sie, mir hier eine kleine Wohnung suchen. Habe ich denn genug Geld, Aki, sag, habe ich genug Geld? Hat Kenta Platz in seiner Wohnung oder kann ich nicht einfach bei dir wohnen? Nach einer längeren Pause fragt sie plötzlich mit mutloser Stimme, Aki, bin ich geschieden?

## UMARERU

Seit Wochen fühle ich mich so schlecht wie nie. Felix sagt, ich solle zur Sicherheit, vor dem anstehenden Termin beim Psychiater, einen Schwangerschaftstest machen, wegen der möglichen Einnahme von Medikamenten. Ich fahre zu meiner Mutter, will einfach nur bei ihr sein. Sie läuft für mich zur Apotheke an der Ecke und ich mache den Test in ihrem Badezimmer, ganz deutlich zeigt er zwei rote Striche an. Ich schlüpfe durch den Noren, stehe im Flur meiner Mutter gegenüber und breche in Tränen aus. Wie soll ich mich um ein Kind kümmern? Sie hält mich an den Oberarmen fest und sieht mich an. Entschlossen sagt sie, dass es doch gut sei und alle mir helfen werden.

Am Abend geht Felix mit unseren Familien zum Essen aus. Sie stoßen an auf unser Kind. Ich gehe nicht mit, bin aber gerührt, dass sie alle dort sitzen und sich freuen. Ich wünsche mir ja ein Kind, ich bin nur völlig überfordert. Wir sind als neu zusammengewürfelte Familie ein komisches Gespann. Felix und ich das einzige Paar, mein Schwiegervater ein Witwer, meine Mutter geschieden, meine Schwägerin katholische Nonne und mein Bruder Junggeselle. Der Gedanke, dass sie alle sich in unser Leben drängen, sich bei uns aufwärmen werden, löst bei mir Beklemmung aus.

Als ich meinem Vater am Telefon von meinen Panikattacken und meiner Schwangerschaft erzähle, spricht er darüber, wie gut sein Müsli schmecke. Ich entscheide mich für einen Aufenthalt in einer psychosomatischen Klinik, als Schwangere bekomme ich rasch einen Platz. Anfangs ruft mein Vater ständig an, bis Felix ihn dazu bringt, meinen Wunsch nach einer Pause zu respektieren. Es ist eine große Befreiung, endlich von meinem Vater einmal ganz in Ruhe gelassen zu werden. Nach einigen Wochen spüre ich beim Frühsport plötzlich ein Kitzeln in der Bauchgegend, mein Kind ist wirklich da, mit einem ganz neuen Gefühl mache ich mit den Übungen weiter. Endlich kann ich mich in Ruhe freuen.

Nach der Geburt meines Sohnes liege ich im Krankenhausbett und wünsche mir mehr als alles auf der Welt Onigiri. Zu Hause hat meine Mutter uns die Onigiri immer auf einem dicken Holzbrett in der Form eines Apfels serviert. Am Stiel hatte das Brett ein kleines Loch, darin befestigt eine Schlaufe aus Leder. Die mit schwarzen Algen ummantelten und in Sesam gewendeten Reisdreiecke waren mit Umeboshi, Lachs oder Katsuobushi gefüllt und in ordentlichen Reihen aufgestellt. Am nächsten Tag kommt meine Mutter mit meinem Bruder zusammen ins Krankenhaus. Sie bringt mir eine kleine Tüte Walnüsse mit, sagt, sie sei so matt, habe keine Energie gehabt, Onigiri für mich zu machen, aber die Nüsse habe sie für mich geschält. Meine Enttäuschung kann ich nur mit großer Mühe verbergen, ich hatte mir so sehr mein Lieblingsessen gewünscht. Mein Bruder macht die Situation nicht besser, ich spüre deutlich, dass er zu dem winzigen Wesen, das friedlich auf meiner Brust schläft, keine rechte Verbindung hat. Ich hatte meiner Mutter und meinem Bruder stolz mein Baby zeigen wollen, dass ich es geschafft habe, und nun stehen sie stumm und verhalten neben mir und ich möchte nicht, dass einer von ihnen mein Kind berührt. Sie sollen wieder gehen. Kaum sind sie aus der Tür, bricht ein Schluchzen aus mir heraus. Ich weine und kann gar nicht mehr damit aufhören. Felix nimmt meine Hand, wird ganz still dabei, er sieht plötzlich sehr müde aus. Ich weiß, er möchte mich trösten, aber ihm, der sonst immer für alles die richtigen Worte findet, fällt diesmal nichts ein. Noch unter Tränen esse ich alle Walnüsse auf.

In den ersten Tagen mit meinem Neugeborenen zu Hause kommt meine Mutter uns besuchen. Ich wiege, von der Geburt noch erschöpft, aber glücklich, mein Baby im Arm und stelle mich an den Treppenaufgang, um sie zu begrüßen. Ohne mich wahrzunehmen, klagt sie über ihre Müdigkeit. Sie müsse sich heute bald hinlegen. Ich sage ihr, noch bevor sie richtig in der Wohnung ist, sie müsse sich entweder zurücknehmen oder könne erst wiederkommen, wenn es ihr gut gehe. Ich wolle diese besondere Zeit mit meinem Kind genießen, würde sie mir von ihr nicht vermiesen lassen. Meine Mutter erschrickt sehr und hält die nächste Zeit verletzt etwas Abstand. Es tut mir leid und unendlich gut.

Kurz nach Kentas Geburt saß meine Mutter in ihrem blauen Bademantel im Krankenhausbett und sortierte den Inhalt ihrer Handtasche neu. Sie hat mir die Geschichte so oft erzählt, dass ich es bildlich vor mir sehe. In ihrem Zimmer lag eine Frau, die ein Baby mit nur vier Zehen an einem Fuß zur Welt gebracht hatte. Sie saß im Bett und zählte unentwegt die winzig kleinen Zehen. Immer wieder war es einer zu wenig. Auf der Decke im Schoß meiner Mutter lagen ihr Lippenstift, ihr Fächer und ein kleiner Handspiegel, zufrieden klopfte sie ein paar Krümel aus dem umgestülpten Inneren der Tasche. Meine Mutter erzählt gern, dass Kentas und meine Geburt schnell gingen und sie die Wehen gut ertragen konnte, sie habe nicht herumgeschrien wie die anderen Frauen. Ihren blauen Frottee-Bademantel trage mittlerweile ich, sein Stoff ist ein Stück Geborgenheit für mich. Vor dem Seidenkimono, den meine Mutter zu ihrer Hochzeit trug, habe ich Scheu. Er liegt bei mir im Keller in einem verstaubten Karton. Yasuko hatte ihn für meine Mutter ausgesucht und mitgebracht, er war hellgelb mit einem feinen Blumenmuster, vor der Trauung kleidete sie ihre Tochter im Hotelzimmer an. Gesine hatte in der nächstgelegenen großen Stadt für die wenigen japanischen Gäste ein Catering ausfindig gemacht, das Sushi machte. Große Platten davon wurden geliefert, mein strenger Onkel, Annes Mann, kannte so etwas nicht, er roch an dem rohen Fisch und rief laut, er stinke und sei sicher verdorben, kurzerhand leerte er alles in den Müll. Ich stelle mir vor, wie Yasuko nach der Zeremonie neben meinen deutschen Großeltern Gesine und Ludwig auf deren Terrasse stand und sich nicht aus der Ruhe bringen ließ. Was von der Hochzeit meiner Eltern in mir überdauert, weil meine Mutter es erzählt hat, wieder und wieder: dass sie von Gesine während der Vorbereitungen für die Feier aus dem Haus geschickt wurde. Meine Mutter fühlte sich nicht willkommen. Sie störte, sogar bei ihrer eigenen Hochzeit.

Von seinem Entschluss, meine Mutter zu heiraten, sagt mein Vater, waren seine Eltern nicht begeistert, vor allem Ludwig versuchte vehement, es ihm auszureden, er sei viel zu jung zum Heiraten. Mein Vater habe dagegengehalten, dass Ludwig selber nicht älter gewesen sei bei seiner Hochzeit, froh darüber, dass Gesine bei diesem Thema erstaunlich zurückhaltend war. Es sei ein lang ersehntes und gutes Gefühl gewesen, sich endlich einmal bei etwas durchzusetzen. Für die Hochzeitsreise meiner Eltern stahl mein Vater im Buchladen einen Reiseführer über Japan. Er ließ ihn unter seinem Pullover verschwinden und spazierte aus dem Laden, vierzig Mark wollte er dafür nicht ausgeben. Meine Mutter merkte es erst, als sie wieder auf der Straße standen, und verstand nicht, was mit ihm nicht stimmte. Am liebsten hätte sie das Buch zurückgebracht, nur konnte sie sich schlecht für ihren Ehemann entschuldigen und es im Nachhinein bezahlen. Er war doch ein reicher Mann, Aki, sagt meine Mutter, Jahrzehnte später immer noch verwundert über sein Verhalten. Sie kaufte gern bei Woolworth, weil es günstig war. Gesine sagte, da brauche sie, als Ehefrau ihres Sohnes, nun wirklich nicht mehr hinzugehen. Zur Hochzeitsreise meiner Eltern luden sich Gesine und Ludwig einfach ein. Sie nahmen sogar noch Ludwigs Bruder mit und dessen Frau. Japan hatte sie schon immer interessiert. Als ich meinen Vater danach frage, wie es dazu kommen konnte, wird er kleinlaut. Heute komme ihm diese Reise auch ungeheuerlich vor, sagt er. Natürlich wäre er frisch verheiratet viel lieber allein mit Keiko auf Reisen gegangen, aber seine Eltern hätten alles bezahlt und die Möglichkeit, sie auszuladen, sei ihm gar nicht in den Sinn gekommen. Er habe sich eingeredet, dass es schön sei, seinen Eltern die Heimat seiner Ehefrau zu zeigen. Erst später sei ihm klar geworden, was für eine Zumutung das für Keiko gewesen sein muss.

Meiner Mutter geht es wieder besser und sie hilft mir tatsächlich, jede Woche bringe ich ihr meinen fünf Monate alten Sohn, damit ich zur Therapie gehen kann. Wenn ich zurückkomme, beobachte ich, wie sie seinen Kinderwagen schiebt, dabei ihren Kopf zu ihm hinabbeugt, mit ihm auf Japanisch plaudert. Ich mag es, ihrer Stimme zuzuhören, und ich mag ihr Gesicht, wenn sie ihn so zugewandt und mit großen Augen ansieht. Ich gehe neben dem Kinderwagen in die Hocke, sodass ich sie aus seiner Perspektive sehen kann, und stelle mir vor, wie sie mich so angesehen hat, als ich ein Baby war. Wenn meine Mutter Felix beim Wickeln unseres Babys oder beim Kochen erlebt, sagt sie, ich hätte großes Glück, sie habe damals den falschen Mann geheiratet. Sie geht so weit zu behaupten, mein Vater habe sie nur gewollt, um sich gegen seine Eltern aufzulehnen. Vermutlich hat sie nicht ganz unrecht damit, aber in mir sträubt sich etwas dagegen, meine Eltern waren elf Jahre ein Paar, fünf davon ohne Kind. Es muss Liebe da gewesen sein. In ihren alten Fotoalben gibt es unzählige Fotos von den beiden auf ihren vielen Reisen, meine Mutter tanzt auf einer Wiese, mein Vater hat beim Fotografieren genau den Moment erwischt, als sie beim Sprung in der Luft steht, beide Arme zur Seite schwingend, ihren Kopf gedreht. Meine Mutter, lachend in einem prachtvollen Sonnenblumenfeld während eines Campingtrips durch Südfrankreich, mein Vater mit Sonnenbrille und in weißer Schlaghose mitten in einer Schafherde, lässig posierend, den Wind in den langen Haaren. Meine Mutter hat im Nachhinein alles in ein so negatives Licht gerückt, dass ich gar keine Vorstellung davon habe, wie meine Eltern auch glücklich gewesen sind, zusammen.

Wenn es mir gut geht und ich meine Mutter viele Tage lang nicht höre und sehe, fehlt mir nichts. Irgendwann fällt mir ein, dass ich sie mal wieder anrufen sollte, bis zu diesem Moment verschwindet sie völlig aus meinen Gedanken. Ich weiß, sie würde sich freuen, wenn ich öfter käme, um mit ihr ein wenig spazieren zu gehen. Wenn wir durch den Park gehen, staunt sie wie ein Kind über die Welt. Sie begrüßt die Schwäne und betrachtet einzelne Blätter an den Bäumen. Sie fragt nach ihren deutschen Namen, Popura, Pappel, Yanagi, Trauerweide. In Japan gibt es viele Trauerweiden, sagt sie. Wenn es mir schlecht geht, sehne ich mich nach dem Essen meiner Mutter.

Ich habe mir angewöhnt, meine Mutter vor dem Mittagessen nicht mehr anzurufen, der Klang ihrer kraftlos in den Hörer gehauchten Stimme ist für mich schwer auszuhalten und dieses Gefühl möchte ich nicht mehr haben. Wenn ich sie erst am Nachmittag oder frühen Abend anrufe und frage, ob wir uns im Park treffen sollen oder sie zu uns kommen will, sagt sie fast immer, ja, ich komme gerne. Neulich hat meine Mutter meinem Sohn vorgelesen, sie saßen zusammen auf dem Sofa, während ich in der Küche hantierte. Ich traute meinen Ohren kaum, die Stimme meiner Mutter so deutlich zu hören, fließend und verständlich, eine ganze Geschichte lang. Mein Sohn fragte, ob sie Bücher liebe, und sie sagte ja.

*

An unserem letzten Tag in Kobe bitte ich meinen Onkel, nach dem Frühstück mit uns einen Spaziergang durchs Viertel zu machen, und Akemi lacht, seit er nicht mehr arbeite, verlasse er kaum noch das Haus, außer einmal im Monat für seinen Besuch beim Friseur. Tatsächlich sitzen mein Onkel und meine Tante die meisten Stunden des Tages vor dem Fernseher, mit wenigen Metern Abstand voneinander vor je einem Gerät, weil sie sich nicht auf eine Sendung einigen können. Sie schlagen ihre Fernbedienungen in Frischhaltefolie ein, damit sie nicht schmutzig werden. Mein Onkel geht mit etwas steifem Gang voraus, er pendelt bei jedem Schritt von links nach rechts, er trägt wie üblich Jogginghose und Clogs, seine Kamera hat er an einem Band ums Handgelenk baumeln, meine Mutter, in einer bunt gemusterten Strickjacke, ihre Handtasche fest umklammert, tippelt mit kleinen Schritten hinter ihm her. Masayuki muss ständig warten, dreht sich nach ihr um und zeigt auf die umliegenden Häuser. Zu fast jedem fällt ihm etwas ein, Herr Soundso sei gestorben, den alten Spirituosenladen hätten die Kinder übernommen, schau, wie findest du das, das Eckhaus hier haben sie ganz modern gebaut, sogar mit Garage, dort, erinnerst du dich, früher, als wir Kinder waren, war das eine Wohneinrichtung für frisch entlassene Kriminelle, daran sind wir immer schnell vorbeigerannt. Meine Mutter will unbedingt ihre Grundschule sehen, diesen Weg sei sie so oft gelaufen, den würde sie niemals vergessen, sagt sie. Die Schule existiert nicht mehr, es gibt nicht mehr genug Kinder im Viertel, an ihrer Stelle wurde ein Altenheim gebaut. Meine Mutter wundert sich, als wir vor dem fremden Gebäude stehen, vergisst es aber auf dem Rückweg gleich wieder und redet weiter über ihre Grundschule. Am Automaten kaufen wir ein Getränk, meine Mutter kramt in ihrem Geldbeutel, sieht sich jede Münze genau an, Vorder- und Rückseite, es dauert ewig, bis sie die passenden Yen herausgesucht, den Schlitz gefunden, die Münzen eingeworfen, den Knopf gedrückt, die Klappe aufbekommen hat, um die Flasche mit dem warmen Tee herauszuholen. Zu jedem dieser Schritte stellt sie mir Fragen, aber ich sage, Mama, das schaffst du, du kannst das allein, wir haben keine Eile.

Als ich das letzte Mal mit meiner Großmutter hier spazieren war, stand die Grundschule meiner Mutter noch. Wir saßen im Schatten einer imposanten Zypresse auf einer Bank, schauten den Kindern auf dem Schulhof beim Spielen zu, und ich sah plötzlich das Foto von Kenta vor mir, aus der Zeit, als er in Japan zur Schule ging, den hübschen kleinen Jungen in seiner kurzen dunklen Hose, mit den Kniestrümpfen und dem Blazer, eine knallrote Blume steckte an seinem Revers. Später zeigte Yasuko mir die Wohnanlage, in der wir als Kinder einige Monate gewohnt hatten. Ich selbst habe keine Erinnerung daran.

Mein Onkel biegt ab zum Haus, er habe genug Bewegung für heute, vor der Haustür stellen wir uns für das traditionelle Familienfoto auf. Als wir klein waren, machte Yasuko sich immer zurecht für diesen großen Moment, zog eine hübsche Bluse an und ordentliche Schuhe, richtete sich die Haare. Meine Mutter, Kenta und ich nahmen sie in die Mitte. Auf den späteren Bildern rollen sich ausgeleierte hautfarbene Nylonstrümpfe um Yasukos Knöchel, ihre Füße stecken in aus der Form geratenen braunen Kunststoffschlappen. Zu Hause habe ich die ganze Serie dieser Bilder mit dem immer gleichbleibenden Hintergrund. Ich hänge sehr an diesen Fotos und mag die billigen, dünnen Plastikhüllen-Heftchen, in die sie einsortiert sind, sie knistern so schön beim Blättern. Einmal, als ich meinem Onkel den Blitz abstellte, damit das Foto besser wird, lachte er und sagte, diese Funktion habe er in seinem ganzen Leben noch nie verwendet. Er habe immer nur den Auslöser gedrückt. Trotzdem ist er für mich ein bedeutsamer Fotograf.

Meine Mutter und ich verabschieden uns und bummeln zu zweit weiter, kaufen ihr einen Pullover im Geschäft an der Ecke, ein paar hundert Meter weiter drei Paar Schuhe, die passen wie angegossen. In Deutschland müsse sie öfter in die Kinderabteilung gehen, erzählt meine Mutter dem Schuhverkäufer. Während sie das dritte Paar Schuhe anprobiert, hat sie bereits vergessen, dass wir schon zwei Paar an der Kasse stehen haben. Ich muss daran denken, wie ich als Kind mit meiner Mutter eine ihrer Cousinen im Krankenhaus besuchte und wir am Eingang unsere Straßenschuhe in ein Schließfach sperren mussten, um den Besucherbereich in Krankenhaus-Schlappen zu betreten. Als ich in einem Laden etwas anprobieren wollte, standen vor der Umkleidekabine schon wieder Schuhe, ohne die man nicht hineindurfte. Diese vielen fremden Schuhe überall brachten mich ganz durcheinander, zu Hause trug ich nur meine eigenen. Als die Kinder aus der Nachbarschaft klingelten, um mit Kenta und mir Gummitwist auf der Straße zu spielen, schlüpfte ich schnell in die erstbesten Schuhe, die ich zu fassen kriegte. Meine Cousine ärgerte sich darüber, es waren ihre. Und ich kam mir betrogen vor, konnte nicht verstehen, dass ich gerade diesmal meine eigenen Schuhe hätte anziehen sollen. Meine Tante Akemi erzählt die Geschichte jedes Mal, wenn ich zu Besuch komme, und lacht schallend.

Auf dem Markt, am Gemüsestand, hält meine Mutter ein gurkenähnliches Gewächs hoch, fragt, seit wann es das gebe, das müsse neu sein, und der Verkäufer ruft laut und empört, was reden Sie denn da? Wir kaufen einen riesigen makellosen Apfel für 500 Yen, um ihn zu besänftigen. Neben dem Fischhändler, der lautstark seine Ware anpreist und nebenbei die noch zuckenden Fische, die aus den Kisten springen und mit einem Klatschen auf dem Boden landen, packt und wieder zurückwirft, bildet sich an einem kleinen Stand eine lange Schlange. Bis hinaus auf die Straße stehen die Leute und warten geduldig. Eine große Maschine ächzt und stöhnt, sie schneidet getrocknete und gepresste Tintenfische in dünne Streifen, ich erinnere mich, dass meine Mutter sich früher hier immer eine Tüte kaufte und auf dem Heimweg zufrieden auf diesem mir nicht ganz geheueren Snack herumkaute, heute weiß sie nicht mehr, was das für eine Spezialität sein soll. Dafür möchte meine Mutter an jeder Ecke eine bestimme Sorte japanischer Halsbonbons kaufen, und Mandarinen und Blumen, an jedem Obst- oder Blumenstand, an dem wir vorbeikommen, immer wieder aufs Neue. Das ist eine gute Idee, da wird Akemi sich freuen, sage ich, aber lass uns das auf dem Rückweg erledigen, sonst müssen wir so viel tragen. Auf dem Heimweg, fast am Haus meines Onkels angekommen, bleibt meine Mutter an einer Straßenecke stehen, zeigt in die enge Gasse hinein, auf einen kleinen Schrein aus Stein, eine eckige Stele mit Dach wie bei einem Tempel. Hier haben wir als Kinder beim Matsuri getanzt, wir sind diese Straße entlang, alle hintereinander in Kimono, einmal hin und wieder zurück, sie hebt den linken Arm im Halbkreis über den Kopf, streckt das rechte Bein nach vorne, neigt den Kopf zur Seite, macht dann die gleiche Bewegung spiegelverkehrt. Komm, Aki, lass uns diesen Weg nehmen.

Als wir später oben an Yasukos Tisch sitzen, klingelt es. Es sind zwei Vermesser, die gekommen sind, um die Grundstücksgrenze zu erfassen, in unmittelbarer Nähe wird in Kürze ein Neubau entstehen. Später beim Tee erzählt uns mein Onkel, er wisse schon von den umliegenden Häusern, die bereits abgerissen wurden, was sein Grundstück wert sei. Akemi wolle, sollte er vor ihr sterben, zu ihrer Tochter nach Shizuoka ziehen, er hingegen wolle auf jeden Fall auch allein hierbleiben. Es sei ein stabiles hochwertig gebautes Haus, mein Großvater habe für den Bau damals regelmäßig Geld aus Thailand geschickt, es sei kein Zufall, dass es bei dem großen Erdbeben nicht eingestürzt sei. Aki, sieh dir einmal die Schiebetüren hier an, alles Vollholz, und aufwändig gearbeitete runde Eingriffe mit Ornament. Als meine Mutter sagt, er müsse dann aber allein Wäsche waschen, putzen und kochen, erwidert er entschieden, er könne sich schon selbst versorgen, als Yasuko vor seiner Heirat länger bei meiner Mutter in Deutschland gewesen sei, habe er das schließlich auch geschafft.

Beim letzten gemeinsamen Essen im Haus meines Onkels beobachte ich meine Mutter und ihren Bruder, sie sitzen über Eck auf dem Boden, mit den vielen kleinen Tellern vor sich auf dem Tisch. Sie sind sich so ähnlich, runzeln auf die gleiche Weise die Stirn, legen zum Überlegen den Kopf schief, haben dieselbe Nase, auf die mein Onkel Masayuki seinen Zeigefinger richtet, wenn er von sich selbst spricht. Er lacht, weil meine Mutter die falsche Soße auf die falsche Speise träufelt, er tadelt sie zum Spaß, was sie denn da mache, ob sie denn verlernt habe, japanisch zu essen. Im Fernsehen läuft eine seltsame Sendung, deren Sinn ich nicht begreife. Meine Mutter fragt ständig nach der Abflugzeit des Flugzeugs, wann geht dein Flieger, Aki, wann geht dein Flieger? Um halb elf abends, rufen Masayuki und ich wie aus einem Munde und prosten uns zu, kanpai, wir trinken unser Bier aus kleinen Kristallgläsern, die Akemi in Frischhaltefolie eingewickelt in der Tiefkühltruhe aufbewahrt, damit das Bier länger kalt bleibt. Aki, sagt meine Mutter nachdenklich, wenn du nach Deutschland zurückfliegst, dann komme ich besser auch mit. Ja, ich denke, das werde ich tun. Schwesterchen, das ist eine gute Idee, mach das, sagt Masayuki und wir lachen. Schau, Aki, er zeigt mit seinen Stäbchen auf das Fischskelett auf seinem Teller, Neko bikkuri, sagt er und reißt die Augen auf. Ich liebe meinen Onkel, weil er so gute Witze macht, überlege, ob dieser auf Deutsch lustig wäre, aber er klingt bloß auf Japanisch gut. Man kann nur mit Stäbchen den Fisch so sauber abessen, dass eine Katze beim Anblick der Reste einen Schreck bekäme.

Mein Onkel ruft einen Taxikollegen an, die Fahrt zum Flughafen ist ein guter Auftrag. Neben dem Telefon steht ausgerechnet das schlimme Foto aus der Zeit nach der Trennung meiner Eltern, auf dem alle so verquer und unglücklich aussehen. Mein Onkel schaut seit über fünfunddreißig Jahren auf dieses Bild, wenn er ans Telefon geht. Ich frage mich, was er in diesem Foto sieht, ob er den Kummer im Gesicht meiner Mutter nie wahrgenommen hat. Was, du hast vergessen, dass ich Taxifahrer gewesen bin, ruft mein Onkel laut und sichtlich verwundert meiner Mutter zu. Masayuki hat die Oberschule abgebrochen, kleine Kurierfahrten erledigt, in einem Minette, einem winzigen Auto, in den Sechzigerjahren. Später hat er sich selbstständig gemacht und war stolz darauf, sich sein eigenes Taxi leisten zu können, einen schwarzen Toyota, den er in einer gemieteten Garage parkte und gewissenhaft polierte. Es gibt einen Brief von ihm an meine Mutter mit Fotos von diesem Auto, von vorne, von der Seite, von hinten. Sonst hat er ihr nur zu seiner Hochzeit, der Geburt seiner Tochter und wegen der Erneuerung des Familiengrabsteins geschrieben. Die Autositze waren am Kopfteil mit weißen Spitzenbordüren versehen, um sie vor dem Schweiß der Fahrgäste zu schützen. Wenn mein Onkel arbeiten ging, steckte in der Brusttasche seiner Uniform ein weißes Stofftaschentuch, an den Händen trug er weiße Baumwollhandschuhe, auf dem

Kopf eine Schirmmütze. Bevor er das Haus verließ, trank er ein rohes Ei. Er sagte immer, er sei berühmt, jeder in der Stadt kenne Mori-takushī. Wenn er nach der Arbeit nach Hause kam, zog er sich bis auf seine lange Unterhose und sein Unterhemd aus und setzte sich auf den Boden an den kleinen quadratischen Tisch. Akemi brachte ihm unaufgefordert ein frisches kaltes Bier, und wenn er wortlos sein leeres Glas hochhielt und laut rülpste, gleich das nächste. Er lachte nur, wenn ich von seinem Bierglas nippte. Als ich später erfahre, dass er die Schule abgebrochen hat, weil Yasuko erst in der Nachbarschaft, dann sogar an seiner Schule für ihre neue Religion missionieren ging und er sich dafür schämte, sehe ich den Stolz, mit dem er seinen Beruf ausübt und ganz darin aufgeht, noch einmal mit anderen Augen. Er hat seiner Mutter nie nachgetragen, dass er wegen ihr auf eine bessere Ausbildung verzichtet hat.

Akemi stellt meiner Mutter ein letztes Tellerchen vor die Nase und nimmt selbst zur Abwechslung mal Platz, zu viert sitzen wir am Tisch und teilen uns den riesigen Apfel vom Markt, Akemi hat ihn geschält, die schmal geschnittenen Schnitze elegant angerichtet, ich habe in Japan noch nie jemanden beiläufig Obst essen sehen. Er schmeckt wirklich sehr gut, dieser Apfel, sagt mein Onkel.

Die Nachbarin, die mit meiner Mutter zur Schule gegangen ist, klingelt, um sich zu verabschieden, sie bringt eine große Schachtel mit wunderschön verpackten Keksen mit. Während meine Mutter mit ihr Tee trinkt, mache ich mich auf den Weg ins Hotel, unsere Sachen holen. Alle Dinge, die ich am Tag der Ankunft ausgepackt und im Zimmer verteilt habe, sammle ich ungenutzt wieder ein und werfe sie in den Koffer. Frische Kleidung für den Flug stopfe ich ins Handgepäck. Den Inhalt der Minibar, die im Zimmerpreis enthalten ist, nehme ich mit, ich habe extra die faltbare Einkaufstasche mit Rollen von Akemi mitgenommen. Mein Onkel freut sich über den edlen Sake, den Wein und die Biersorten, die er sich sonst nicht kauft. Ob das Hotel wohl schon einmal so seltsame Gäste hatte, lacht er, die ihr Zimmer nicht nutzen, dafür am Ende den Inhalt der Minibar plündern. Noch ein letztes Mal gehe ich die Treppe hoch in Yasukos Zimmer, die Stufen sind für die Länge meines Fußes nicht tief genug, sodass ich seitlich nach oben steige. Hier habe ich die vergangene Woche so viele Stunden wach gelegen, mich hin und her gewälzt und geärgert, bis ich plötzlich froh darüber war, die Zeit mit meiner Mutter und Yasuko zu verbringen, in diesem Zimmer, in dem meine Großmutter siebzig Jahre lang gelebt hat. Behutsam ziehe ich den gehäkelten Vorhang zur Seite, um das Licht der Straßenlaterne durch das fein gemusterte Strukturglas hereinzulassen. Ich sehe meinen kleinen Sohn vor mir, wie er in diesem Zimmer auf den Tatami herumflitzte und sich über die winzigen Figuren und Bleistifte freute, die auf Yasukos Tisch lagen. Wie er an der kleinen Kunststoffkatze zog, die heute immer noch an einer langen weißen Nylonschnur baumelt und die flache Deckenleuchte zum Scheinen bringt. Als ich klein war, liebte ich genau diese Katze und zog unaufhörlich an ihr, bis Yasuko mir zu verstehen gab, dass ich das lassen sollte. Ich taste weiter mit den Augen den Raum ab. Wie oft Yasuko mit ihren Händen diese Papiertüren verschoben, wie oft sie sich beim Aufstehen auf ihren niedrigen quadratischen Tisch gestützt hat, wie viele Stunden sie im Winter ihre Beine an der Kotatsu unter dem Tisch aufgewärmt, wie viel Lebenszeit sie in diesen Fernseher hineingesehen hat. Mein Onkel und meine Tante haben seit Yasukos Umzug und auch nach ihrem Tod in ihrem Zimmer kaum etwas verändert. Obwohl ich weiß, dass Yasuko nicht mehr lebt, habe ich das Gefühl, ich könnte mich jederzeit zu ihr an den Tisch setzen, sie würde von ihrer Lupe aufschauen und mich anlächeln. Ohne nachzudenken, greife ich in einer von mir bisher unerschlossenen Ecke nach einem mit Paketschnur zusammengeschnürten Stoß kleinformatiger Hefte, es sind die Chornoten meiner Mutter aus den Sechzigerjahren. Unter den japanischen Schriftzeichen stehen viele deutsche Titel: *F. J. Haydn – Die Himmel erzählen die Ehre Gottes* oder *J. S. Bach – Nun komm, der Heiden Heiland.* Akemi ruft von unten hoch, das Taxi stehe vor der Tür, ob wir auch nichts vergessen haben.

Draußen vor dem Haus präge ich mir das Bild meiner Mutter neben ihrem Bruder ein, es wird vermutlich ihre letzte Begegnung sein. Mein Onkel witzelt mit seinem Taxifreund herum, er ist weit über siebzig, sodass ich unseren schweren Koffer selbst in den Kofferraum hieve. Akemi sagt auf Wiedersehen, Onēsan zu meiner Mutter, es rührt mich, dass im Japanischen das Wort für Schwägerin das gleiche ist wie für große Schwester. Ich sehe, wie Akemis Augen sich mit Tränen füllen, ich umarme meine Tante fest, ich kann nicht anders, sage ihr, dass ich bald mit meinen Kindern wiederkommen würde, sie sollen ihre japanische Familie kennenlernen. Akemi drückt mir den alten Hausschlüssel von Yasuko in die Hand, er hängt an einem runden Anhänger aus Holz, ein lachender Kopf. Du bist doch ein Kind des Hauses, sagt meine Tante, es wird still sein bei uns ohne euch, komm bald wieder und bring Kenta mit. Wir haben ihn so lange nicht gesehen. Gute Reise, sagt Masayuki auf Deutsch. Meine Mutter und er lächeln sich zu, verbeugen sich leicht, und schon sitzen wir im Auto. Durch die Heckscheibe sehe ich meinen Onkel und meine Tante vor dem Haus stehen und winken, bis wir um die Ecke verschwinden.

Yasuko war dreimal in Deutschland, zur Hochzeit meiner Eltern und zu Kentas und meiner Geburt. Von den Stempeln in ihrem Pass weiß ich, dass sie ganze sechs Wochen bei meiner Mutter war, nachdem ich auf die Welt gekommen bin. Auf einem Foto sitzt sie gemeinsam mit Gesine am Krankenhausbett ihrer Tochter, mich als Neugeborenes im Arm, auf einem anderen steht sie neben Kenta, der vor seinem Kindergarten auf einer Bronzefigur sitzt, einem Hund mit aufgerichteten Ohren. Es ist ein schönes Gefühl zu wissen, dass Yasuko die weite Reise auf sich genommen hat, um meiner Mutter zu helfen und mich willkommen zu heißen, dass sie bei uns geschlafen und gegessen hat, unsere Wege gelaufen ist, mit Kenta zum Kindergarten und zurück. Masayuki und Akemi sind nie in Deutschland gewesen, sie haben Japan nie verlassen. Mehrfach hat meine Mutter sie und ihre Tochter eingeladen, nach Deutschland zu kommen, aber sie sagten immer ab.

Im Taxi läuft klassische Musik, die Hände des Fahrers in den weißen Handschuhen leuchten auf dem Lenkrad, langsam fahren wir raus aus den Straßen, die meine Mutter noch kennt, sehen später, von den Autobahnbrücken aus, das Meer, die vielen Lichter am Hafen. Die Zahl auf dem Taxameter steigt und steigt, die ganze Reise über fand meine Mutter alles teuer, wollte immer den Bus nehmen, bloß kein Taxi. Nun zieht sie alle paar Minuten an meinem Ellenbogen, beugt sich zu mir, damit der Fahrer uns nicht hört. Aki, flüstert sie, hast du Geld? Ja, natürlich habe ich Geld. Mach dir keine Sorgen, wir können das Taxi bezahlen. Aki, hast du Geld? Was glaubst du, Mama? Na ja, du wirst schon Geld haben. Aki, hast du genug Geld? Nein, wir müssen dann wegrennen, du lenkst den Fahrer ab und ich schnappe mir den Koffer. Wir halten uns an den Händen und lachen. Die Wartezeit bis zum Abflug verbringen wir entspannt, meine Mutter sitzt mit übereinandergeschlagenen Beinen im Sessel, einen Teller mit Sushi und eine Schale Misosuppe vor sich, mit konzentriertem Gesichtsausdruck liest sie eine japanische Tageszeitung. Ich sitze ihr gegenüber und betrachte sie, eine Frau von Welt. Lange nach der Scheidung nahm sie die deutsche Staatsbürgerschaft an. Ich weiß noch, wie sie mit ihren deutschen Dokumenten in der Hand vor mir stand und sagte, auf dem Papier bin ich jetzt eine Deutsche, aber innerlich bleibe ich Japanerin. Kein Tag verging für sie ohne Misosuppe mit den getrockneten Algen aus Yasukos Paketen.

Im Flugzeug schaut sie aus dem Fenster, kommentiert die Form der Wolken am Himmel, man sieht die Küste, das Meer, die vielen Schiffe auf dem Wasser, die Landschaft ist so anders als zu Hause. Meine Mutter hat früher immer gesagt, das Schönste in Deutschland sei für sie gewesen, dass die Beziehungen zwischen den Menschen viel klarer waren, dass die Deutschen sagten, was sie dachten, und sich, wenn sie etwas störte, offen darüber beschwerten. Jeder könne selbst entscheiden, wie er leben, was er studieren, wen er lieben wollte. Meine Mutter dreht sich zu mir und fragt, Aki, warum bin ich nach Deutschland gekommen?

# KAWARU

Meinen zweiten Schwangerschaftstest mache ich zufällig wieder im Badezimmer meiner Mutter. Diesmal freue ich mich über die zwei roten Striche und meine Mutter steht wieder neben mir. Es wird ein Mädchen. Die Geburt ist sehr leicht, ich kann zu Fuß aus dem Kreißsaal auf mein Zimmer laufen, das Baby an der Brust, und wir verlassen das Krankenhaus schon am nächsten Morgen. Meine Mutter kommt zu Besuch und bringt mir unaufgefordert Onigiri. Sie hat sogar das alte apfelförmige Holzbrett mitgebracht. Als ich sie damit an mein Bett kommen sehe, muss ich gleichzeitig weinen und lachen. Meine Mutter sitzt neben mir im Schaukelstuhl und hält ihre kleine Enkelin im Arm, sie betrachtet sie staunend. Nie haben mir ihre Onigiri besser geschmeckt.

Als ich mit vierzig Grad Fieber im Bett liege und Mühe habe, die Kinder zu versorgen, kommt meine Mutter unangekündigt zu Besuch. Sie sagt, sie habe Hunger, und ist wie immer nicht in der Lage, sich in unserer Küche zurechtzufinden, sich ein Brot zu schmieren oder einen Apfel zu nehmen. Mit letzter Kraft stehe ich auf, um etwas für sie aus dem Kühlschrank zu holen, obwohl ich sie am liebsten bitten würde zu gehen. Laut vor mich hin fluchend lege ich mich wieder ins Bett. Machst du Aki was zu essen, fragt Felix, als er wenig später nach Hause kommt und meine Mutter in der Küche hantieren sieht. Ich höre sie auflachen und nein sagen, es sei für sie selbst, ganz unbefangen.

Meine Mutter ruft an. Diese Frau im Wohnstift, sagt sie, die hat doch gar nicht verstanden, dass ich einziehen würde, Aki. Sie hat immer nur mit dir gesprochen und nicht mit mir. Wie üblich habe ich während der Besichtigung das Gespräch am Laufen gehalten, da meine Mutter passiv und still, ja fast unsichtbar, mitgeschlichen ist. Nein, Mama, sage ich, in so eine Einrichtung ziehen nur ältere Leute, aber meine Mutter lässt sich von ihrer Version der Geschichte nicht mehr abbringen. Sie möchte lieber in ihrer Wohnung bleiben, aber Kenta und ich machen uns Sorgen, weil sie seit Monaten darüber klagt, dass sie keine Kraft mehr habe, sich selbst zu versorgen. Ich nehme mir vor, sie zur nächsten Besichtigung nicht mehr zu begleiten. Und wenn doch, kein Wort zu sagen.

Mit einer Tasse Tee sitzt meine Mutter auf dem Teppich und sieht Kenta und mir bei der Arbeit zu. Seit Tagen sortieren wir ihren Hausstand, für den anstehenden Umzug ins Wohnstift. Die frei gewordene Wohnung wurde uns überraschend schnell angeboten, und in dem Wissen, dass es Jahre dauern könnte bis zur nächsten Möglichkeit, haben wir, trotz stiller Zweifel, zugeschlagen. Lange haben wir nicht so viel Zeit zu dritt verbracht. Unsere Mutter ist kraftlos und lässt das meiste uns entscheiden. Aber ihre vielen schwarzen Röcke und weißen Blusen will sie nicht aussortieren, für den Fall, dass sie wieder im Chor singen würde. Am Anfang frage ich sie noch bei jedem Teil, das ich aus dem Schrank ziehe, bis ich unauffällig mehr und mehr Sachen in den Säcken verschwinden lasse. Sie hat so viele Schlafanzüge, einige noch originalverpackt. Jedes Mal, wenn sie in Japan war, kam sie mit einem ganzen Stapel davon zurück. Sie sind sehr hübsch gemacht, mit kleinen Rüschen neben der Knopfleiste.

Unter ihrem Bett hat meine Mutter zwei große Schubfächer,

sie sind randvoll mit Mappen, in denen ihre Zeichnungen und Aquarelle liegen. Ihre gesamten Malutensilien könne ich verschenken, sagt sie, sie werde nicht mehr malen, meine Einwände will sie nicht hören. Aber eine Auswahl ihrer Bilder möchte sie im Keller des Wohnstifts lagern, für den Fall, dass sie noch einmal ausstellen könne. Das Klavier solle doch bitte ich nehmen, meint sie, sie werde nicht mehr spielen. Ich blättere in unseren alten Notenheften, meine Mutter hat alle Stücke, die wir gespielt haben, mit Datum versehen, die Stellen markiert, die schwierig waren. Obwohl es spät ist und verboten, klappe ich den Deckel hoch und spiele eine kleine mir vertraute Melodie. Danach packe ich alle Klaviernoten in eine Kiste und stelle sie zu meinen Sachen. Im Keller hat meine Mutter unsere gesamten Kinder- und Jugendbücher aufbewahrt, ich nehme sie alle mit, auch die vielen japanischen Bücher, obwohl ich sie nicht richtig lesen kann. Aus ihrer Küche zieht meine Mutter nur einige wenige Dinge um, einen kleinen Topf, ein paar Teetassen und Schalen, eine Handvoll Besteck, sie werde nicht mehr kochen. Kenta nimmt das Villeroy-&-Boch-Geschirr von Gesine und Ludwig mit den verschlungenen Pflanzenmotiven darauf, aus den großen runden Tassen hat meine Mutter jahrzehntelang morgens ihren Tee getrunken. Aus der Vitrine im Wohnzimmer hole ich vorsichtig die kleinen Lack- und Seidenarbeiten aus Japan und wickle sie sorgfältig in Zeitung ein. Die beiden großen und schweren in Seide gearbeiteten Figuren, ein Mann und eine Frau, die meine Eltern von Hatsuko zur Hochzeit bekommen haben, haben mir schon immer gefallen und ich bin froh, dass meine Mutter sie aufgehoben hat. Für meine Kinder packe ich die vielen Miniaturtiere aus Glas ein, die Gesine und Ludwig uns über die Jahre geschenkt haben, auch die daumennagelgroßen in Leder gebundenen Bücher, die in Glaskästchen mit integrierter Lupe sitzen. Die Champagnerschalen, die meine Eltern zur Hochzeit bekamen und die den Schrank kein einziges Mal verlassen haben, lasse ich stehen.

Mein Vater hat für meine Mutter damals in der Psychiatrie eine Schnecke aus Holz geschnitzt. Sie ist faustgroß, aus einem hellen Holz. Sie hat eine hübsche Form und liegt geschmeidig in der Hand. Beim Packen frage ich meine Mutter, ob ich sie haben könne, aber sie will sie mir nicht geben. Ich wundere mich erst, dann freue ich mich. Es liegt etwas Versöhnliches darin, dass sie die Schnecke behalten will.

Es ist so schade um die vielen schönen Dinge, die so verlassen in den Zimmern liegen bleiben. Ich lade meine Freundinnen ein, sie bringen Sekt und Kuchen mit, und wir arbeiten uns durch das Hab und Gut meiner Mutter. Ihre Kleider und Schuhe sind leider allen zu klein, aber vieles bekommt einen neuen Platz, Küchensachen, Bettwäsche, kleine Einrichtungsgegenstände, Bilder, die meine Mutter gemalt hat. Bevor wir dem Entrümpelungsunternehmen die Wohnung überlassen, gehen mein Bruder und ich noch ein letztes Mal durch die Zimmer. Für uns ist jeder Gegenstand behaftet mit Erinnerungen, wenn wir jetzt gehen, wird alles mit einem Schlag bedeutungslos sein.

Seit meine Mutter im Wohnstift lebt, hat sie ihren Fernseher kein einziges Mal angeschaltet. Sie konnte ihren Fernsehsessel nicht mitnehmen, da er zu groß für die kleinere Wohnung war. Wenn ihr Platz gleich geblieben wäre, hätte sie vermutlich weiterhin Fernsehen geschaut. Ihre Gesangslehrerin kommt nicht mehr, da kein Klavier zur Verfügung steht. Meine Mutter singt nur für meine Kinder manchmal noch ein Lied. *Chōcho, Chōcho,* zur Melodie von *Hänschen klein.* Die Kinder rufen laut, Oma, da ist ein Chōcho, wenn sie einen Schmetterling sehen. Sie hat noch eine Jahreskarte für den öffentlichen Nahverkehr, die sich schon lange nicht mehr rechnet, aber Kenta und ich wollen sie erhalten, sie würde sonst noch seltener ihre Wohnung verlassen. Meine Mutter sagt, ich solle das Abonnement ihrer Zeitung kündigen, sie könne sich bei Bedarf eine Zeitung kaufen. Aber ich weiß, dass sie es nie tun würde. An manchen Tagen schafft sie es nicht einmal, zu ihrem Postfach herunterzugehen, um die Zeitung zu holen. Darum kündige ich sie nicht. Das Pflichtbewusstsein meiner Mutter ist so groß, dass sie ein wenig darin liest, weil ich dafür bezahle. Wenn ich sie besuche und die Aushänge im Aufzug sehe, frage ich, ob sie nicht zu diesem Hauskonzert gehen wolle, oder zur Augengymnastik, aber sie sagt nein, sie habe keine Energie. Wenn ich sie anrufe und sie nicht abnimmt, freue ich mich. Sie hat es doch geschafft, sich aufzuraffen, in den Drogeriemarkt Besorgungen machen, oder bei schönem Wetter einen kleinen Spaziergang. Mittlerweile nehme ich die Pflegeprodukte dankend an, die sie mir mitbringt, obwohl ich sie nicht haben möchte, und über die ich mich früher immer geärgert habe. Wenn sie zu Besuch kommt und ihre Enkel um sie herumspringen, legt sie sich nach kurzer Zeit aufs Sofa und bedeckt ihr Gesicht mit den Händen. Meine kleine Tochter fragt, Oma, Bett? Sie weiß, dass ihre Oma von einer großen andauernden Müdigkeit befallen ist. Die Oma ist schon fast tot, sagt mein Sohn.

Jeden Tag sagt meine Mutter, heute geht es mir nicht ganz gut, heute bin ich sehr müde. Ihre Müdigkeit ist für sie immer noch ein Zustand, über den sie sich wundert. Täglich sucht sie nach Gründen dafür. Am Telefon sagt sie, sie habe nachts nicht schlafen können, weil sie am Vorabend den grünen Tee zu lange habe ziehen lassen, darum müsse sie nun am Nachmittag schlafen. Ich erinnere mich nicht daran, wann ich von meiner Mutter zum letzten Mal gehört habe, es gehe ihr gut.

Wenn meine Mutter von ihrer Angst spricht, vor ihrer Kraftlosigkeit und davor, ihre Selbstständigkeit zu verlieren, suche ich nach Kursen für Seniorinnen, Wassergymnastik, Nordic Walking, vereinbare für sie einen wöchentlichen Massagetermin, schenke ihr Einzelstunden bei einer Yogalehrerin. Sie schafft es nur selten, die Termine wahrzunehmen. Sie macht keine Onigiri mehr. Verabredungen mit Kenta oder mir sagt sie immer öfter ab, weil sie zu müde ist. Ich hole sie häufig trotzdem ab, und sobald wir draußen sind, geht es ihr besser. Oft zieht sie sich nicht warm genug an und wir müssen bald umkehren. Ohne mich ist sie verloren, denke ich, und fühle mich selbst verloren.

Als ich meine Großmutter Gesine mit meinen Kindern besuche, holt sie mühsam ein Spielzeug von hinten aus dem Opazimmer, aus dem Frankfurter Schrank. Ihr Radius ist klein geworden, ihr Haus zu groß, ihre Tage gleichen einander. Trotz ihrer fortgeschrittenen Demenz hat sie sich aus irgendeinem Grund gemerkt, dass ich einen ordentlichen Mann geheiratet habe. Immer wieder fragt sie mich nach ihm. Ich vermute, er gefällt ihr, weil er mit seiner Firma erfolgreich ist und weil der Blumenstrauß, den er ihr zum Antrittsbesuch mitgebracht hat, genauso prächtig war wie die Sträuße von ihrem Acker. Er hat eine Leica, mit der er besonders schöne Fotos von den Enkelkindern macht, die wir Gesine zu Weihnachten schicken. Für uns sieben Enkel hat Gesine je einen Satz Fotoalben angefertigt, mit Bildern unserer Vorfahren, über vier Generationen. Ich sehe sie mir nie an und weiß nicht, ob ich sie meinen Kindern je zeigen werde. Obwohl ich mich mein Leben lang bemüht habe, mich von Gesines Urteil unabhängig zu machen, freut es mich, dass sie Felix mag. Unsere Kinder spielen im Wohnzimmer auf dem Teppichboden vor dem Kamin und ich staune über ihren Anblick, in diesem für mich mit so vielen Erinnerungen behafteten Haus. In den Sommerferien verbrachten Kenta und ich mit meinem Cousin und meiner Cousine die Wochen hier größtenteils im Schwimmbecken, stundenlang tauchten wir vom Beckenboden Wäscheklammern hoch. Wenn mir kalt wurde, legte ich mich auf die heißen Steinplatten und sah in den Himmel, und wenn ich wieder aufstand, auf den nassen Abdruck meines Körpers auf dem Boden. Mit blauen Lippen, die Hände und Füße aufgeweicht, steckte Gesine mich in der Waschküche in den heißen Topf, wir Kinder passten gerade so zu viert hinein. Ich spreche mit Gesine über das Kochen. Ich sage, dass ich noch nie einen Braten gemacht habe, wenn überhaupt, würde mein Mann solche aufwändigen Gerichte kochen. Sie hingegen hat in ihrem Leben eine unvorstellbare Menge an Braten zubereitet. Nach unserem Gespräch male ich mir zum ersten Mal aus, wie es für sie gewesen sein muss, als Ehefrau dieses von allen bewunderten Mannes, als Mutter von vier Kindern, sie sprach mehrere Sprachen fließend, hatte einen Doktortitel in einer Zeit, als dies noch selten war für eine Frau.

Warum sitzt die Uroma immer nur in diesem Sessel, holt mein Sohn mich aus meinen Gedanken. Der Opasessel ist nach Ludwigs Tod Gesines Sessel geworden. Sie verbringt viele Stunden in ihm, döst immer wieder kurz vor sich hin. Das Leder ist an der Stelle, wo ihr Kopf aufliegt, schon ganz verfärbt. Ich ekle mich vor diesem Fleck, der ganze Sessel löst Unbehagen in mir aus. Ich habe, obwohl Gesine uralt und viel sanfter geworden ist, noch große Vorbehalte gegen sie. Ihr Bundesverdienstkreuz steht für mich gleich neben dem Suizidversuch meines Vaters und dem Unglück meiner Mutter im Regal. Ich spüre keine Liebe in mir, wenn ich sie ansehe. Mein Sohn und ich legen uns ihr gegenüber auf das schmale Ledersofa und lesen ein Buch, meine Tochter liegt zufrieden auf dem Boden und spielt mit ihren

Füßen. Da sagt meine Großmutter, bei dir wäre ich auch gern Kind gewesen.

Ich nehme meine Mutter mit in den Wellnessbereich eines Schwimmbads. Ich überwinde meine Scheu davor, sie nackt zu sehen, ihren kleinen eingefallenen und faltigen Körper, schnell wickle ich ihr ein Handtuch um. Nachdem wir uns im Dampfbad aufgewärmt haben, legt sie sich hin und ich decke sie zu. Sie schläft ein, sieht friedlich aus dabei. Ich setze mich auf die Kante ihrer Liege und betrachte sie, ihre Wangen bilden richtige Höhlen. Ich stelle mir vor, dass sie so aussehen wird, wenn sie stirbt, und streichle ihr über die Stirn, gebe ihr einen kleinen Kuss. Sie öffnet die Augen und sagt danke. Ich nehme mir vor, sie öfter zu berühren und nicht mehr so streng mit ihr zu sein. Als meine Mutter damals aus der Klinik entlassen wurde, befestigte sie einen Zettel an ihrer Pinnwand in der Küche, »Traue dich, auf andere Menschen zuzugehen!«. Von Kenta und mir wünschte sie sich, dass wir sie öfter umarmen, es tue ihr so unendlich gut.

Ich streife mir die alte Schürze meiner Mutter mit dem Apfel darauf über und stelle das Radio an, schneide Spitzkohl in feine Streifen, gebe Eier, Milch und Mehl dazu, rühre Teig für Okonomiyaki, brate sie mit Speckstreifen belegt. Als Kinder haben Kenta und ich immer sehr viel Mayonnaise dazu gegessen, mit der gelben Thomy-Tube gerillte Muster darauf gemalt, darüber große Mengen Tonkatsu Sauce gegossen. Kenta kommt heute zum Abendessen. Als ich ihm die Tür öffne, schiebt er mich mit seinem großen Wäschekorb zur Seite und verschwindet in unserem Badezimmer. Es ist mir unerklärlich, warum er mit Mitte vierzig immer noch keine eigene Waschmaschine besitzt. Unsere Mutter hat jahrzehntelang seine Wäsche gewaschen, heute ist es umgekehrt. Er geht zu ihr ins Wohnstift, sammelt ihre herumliegenden Kleidungsstücke ein und wirft die Waschmaschine an. Während ich darauf warte, dass mein Bruder aus dem Badezimmer kommt, stelle ich mir den Inhalt seines Kühlschranks vor, ich weiß, er hat nicht mal Butter darin stehen. Er belegt seine Brote mit eingeschweißtem Salamiaufschnitt oder rohem Schinken. Er nimmt sich nicht wichtig genug, um sich Butter aufs Brot zu schmieren.

Wenn meine Mutter bei uns zu Abend isst und ich danach die Küche aufräume, Kenta mit den Kindern herumtollt, steht sie plötzlich auf und zieht ihre Jacke an, ich gehe dann mal, sagt sie. Manchmal ist sie so müde, dass sie sich schon vor dem Essen auf den Weg machen möchte, dann sage ich, Mama, es gibt doch noch Abendessen, was sie überzeugt zu bleiben. Ich suche ihr eine Aufgabe, ziehe unbemerkt ein paar frische Geschirrtücher aus der Schublade und bringe sie durcheinander. Felix sagt, es sei auffällig, wie schnell und gern meine Mutter zu sich nach Hause wolle. Es gehe ihr dort nicht unbedingt schlechter als bei uns.

*

Als wir in Deutschland ankommen, ist es sehr früh am Morgen und noch dunkel, im Taxi versteht meine Mutter nicht, wo sie ist, sie hat keine Vorstellung mehr von dem Ort, an dem sie lebt, darf ich mit zu dir kommen, Aki, fragt sie, und ich sage, natürlich, Mama, wir fahren erst mal zu mir und du kommst in Ruhe an, später bringt Kenta dich nach Hause. Zurück bei Felix und den Kindern, die mir freudig in die Arme fallen, merke ich erst, wie angespannt ich die ganzen Tage über war, jetzt weiß ich, wir haben es überstanden. Normalerweise sortiert meine Mutter bei uns als erstes die vielen Schuhe, die im Eingangsbereich herumfliegen, stellt sie paarweise zusammen, auf jede Treppenstufe ein Paar, heute betritt sie unsere Wohnung und fragt, wo sind wir hier, wer wohnt in dieser Wohnung, ist das hier die Schweiz? Wie lange war ich weg? Wie lange war ich weg? Sie kann nicht glauben, dass es nur neun Nächte waren, und auch mir kommt die Zeit, die wir in dieser anderen Welt verbracht haben, sehr viel länger vor. Die Kinder wollen ihrer Oma etwas zeigen und ziehen an ihr, aber sie ist mit allem überfordert. Schnell packe ich unsere Mitbringsel für die Kinder aus und mache dann meiner Mutter das Bett im Gästezimmer, sie schläft sofort ein. Am Nachmittag kommt Kenta, um sie ins Wohnstift zu bringen, er strahlt eine große Ruhe aus und ich bin froh, dass er mir keine Vorwürfe macht. Er wird bei unserer Mutter bleiben, mit ihr zum Abendessen gehen, sich um sie kümmern, bis sie sich wieder orientiert hat. Als die Tür zufällt und meine Mutter weg ist, bleibe ich mit einem mir bisher unbekannten Gefühl zurück, einer Mischung aus Erleichterung, Stolz, Trauer und Schuld. Wenn ich gewusst hätte, wie verwirrt und verloren sie bei der Rückkehr in die ihr doch eigentlich vertraute Welt sein würde, hätte ich die Reise vielleicht nicht unternommen. Ich weiß, ich werde meine Mutter nie wieder nach Japan bringen können. Aki, du hättest dir diese Reise niemals ausreden lassen, sagt Felix, du musst Geduld mit ihr haben, so ist das eben, wenn man in einer ohnehin schon trüben Emulsion herumrührt, das wird schon wieder! Spätabends rufe ich Kenta an, weil ich mir Sorgen mache, beim ersten Mal den Gang entlang im Wohnstift habe unsere Mutter gar nicht verstanden, wo sie sei, sagt er, aber beim zweiten Mal, nach dem Essen auf dem Weg hoch zu ihrer Wohnung, schien ihr alles schon ein wenig vertrauter. An die Reise erinnere sie sich kaum, nur daran, dass sie Masachan, ihren Bruder, gesehen habe.

In den ersten Tagen nach der Reise finde ich wie durch ein Wunder über einen Kollegen zwei Frauen, die Menschen mit Demenz betreuen. Am Telefon kann ich gar nicht glauben, als ich eine von ihnen sagen höre, ja, wir hätten Kapazität und könnten vier- bis fünfmal in der Woche kommen. Kenta und ich treffen Susanne und Carola am Eingang des Wohnstifts und wir gehen gemeinsam hinauf in die Wohnung unserer Mutter. Am Eingang stehen die vielen neuen Schuhe aus Japan, meine Mutter trägt sie ganz selbstverständlich. Sie freut sich über den Besuch, wir sehen uns das Fotoalbum mit Bildern aus Japan an, die ich für meine Mutter sofort entwickelt, eingeklebt und mit Erläuterungen versehen habe. Das Foto von Masayuki und ihr vor dem Haus hängen wir an die Wand über ihr Telefon. Wir essen die Kekse, die wir von der Nachbarin in Kobe geschenkt bekommen haben, meine Mutter lacht und sagt, die japanischen Kekse seien so schön verpackt, dass man sich zu viel erwarte und dann enttäuscht sei vom Geschmack. Die beiden Frauen finden auf Anhieb den richtigen Umgang mit ihr. Wenige Wochen später schickt Susanne ein Video in unsere neue Chatgruppe, Kenta und ich bekommen regelmäßig Bericht über die Aktivitäten unserer Mutter. Meine Mutter sitzt mit einem strahlenden Lächeln in ihrem Sessel im Wohnstift, ihre Füße stecken in einem Schaumbad, eine Fußpflegerin ist gekommen. Meine Mutter trällert laut japanische Volkslieder, die der CD-Player abspielt, sie kennt alle Texte auswendig und übersetzt sie ins Deutsche für Susanne und die Fußpflegerin, sie singt die gesamte Behandlung durch.

Meine Mutter kann sich nicht merken, dass es Susanne und Carola gibt, sie freut sich über ihre Besuche, malt kleine Aquarelle mit ihnen, bastelt Weihnachtssterne, geht spazieren, wird massiert und lässt sich von ihnen sogar beim Haarewaschen helfen, aber sobald sie aus der Tür sind, weiß meine Mutter davon nichts mehr.

In den kommenden Wochen sortiere ich die vielen Briefe und Postkarten meiner Mutter an Yasuko chronologisch, meine Mutter hat sie fast immer mit Ort und Datum versehen, Yasuko hat mit Bleistift das entsprechende japanische Datum im alten System der Kaiserära an den Rand geschrieben. Die Absenderadresse wechselt in den ersten Monaten der Ankunft in Deutschland ständig, Frankfurt, Rothenburg ob der Tauber, Passau, in Berlin dann von Untermiete zu Untermiete, bis irgendwann die erste gemeinsame Adresse mit meinem Vater auf dem Umschlag steht, die noch zweimal wechselt, bevor sie zum Wohnort meiner Kindheit und Jugend wird. Ich versuche anhand der Briefe nachzuvollziehen, in wie vielen verschiedenen Zimmern meine Mutter in Berlin gelebt hat, lese Fischerhüttenstraße, Gelfertstraße, Schützenstraße, Urbanstraße, Zossener Straße, an Yasuko schrieb sie, dass ihre erste Monatsmiete nur 75 DM betrug und sie das Ehepaar, bei dem sie lebte, hasste, dass sie Angst davor habe, der Mann würde in ihr Zimmer kommen, wenn er Bier getrunken hatte. Über die Beratungsstelle der Universität fand sie zum Glück eine bessere Bleibe, ein Zimmer im vierten Stock eines Altbaus mit hohen Decken, möbliert mit Bett, Schreibtisch, Sofa, Kleiderschrank und Kommode. Für sie war es das schönste Zimmer, in dem sie je gelebt hatte, und sie wirkt in den Briefen unbeschwert wie nie zuvor, langsam gewöhnte sie sich an die Sprache und Bräuche der Deutschen. Sie nahm sogar jede Woche ein Bad in einer Flüssigkeit, die »Schaumbad« genannt wurde, aber es war nicht so gut, wie es in der Werbung aussah.

Obwohl ich die Briefe nur mit Google Translate lesen kann, beruhigt es mich, sie zu besitzen, sie in den Händen zu halten, diese Verbindung zwischen meiner Mutter und ihrer Mutter. Als ich meiner Mutter einen der Briefe gebe, wundert sie sich darüber, dass ich diese Briefe habe, und ich muss ihr wieder von Yasukos Tod erzählen und von unserer Reise nach Japan. Wie unordentlich sie geschrieben habe und so viele Seiten, sagt meine Mutter und schüttelt den Kopf, während sie das dünne Papier auffaltet und glattstreicht. Ich bitte sie, mir vorzulesen. Meine Mutter erzählt Yasuko von ihrer Verlobung, mit roten Rosen und Champagner hätten sie das Versprechen gefeiert, sie fragt, ob Yasuko genug Geld aufbringen könne für den Flug, um zur Hochzeitsfeier nach Deutschland zu kommen. Sie erzählt von der Verwandtschaft meines Vaters. Der Vater meiner Großmutter, ein Schweizer, habe beim Kennenlernen zu ihr gesagt, er fühle sich geehrt, neben ihr zu sitzen, sie sei der zweite japanische Mensch, den er kennenlerne, der erste sei, bei einem geschäftlichen Anlass, der Sohn des Kaisers gewesen. Meine Mutter sitzt, den Brief in den Händen, auf dem Sofa und lacht Tränen, Gesines Vater sei als Einziger aus der Familie richtig nett zu ihr gewesen, sagt sie. Sie fragt nach einem weiteren Brief, liest interessiert, was sie vor fast fünfzig Jahren ihrer eigenen Mutter schrieb.

*Liebe Mutter,*
*danke, dass du dir Gedanken machst über ein passendes Geschenk, aber die Deutschen mögen unlogische Dinge nicht, deshalb schenke ihnen bitte kein Omamori! Das Anwesen meiner Schwiegereltern ist bereits das Paradies auf Erden, für das Leben nach dem Tod haben sie sich nichts mehr zu erhoffen, sie müssen nicht gerettet werden und meine Rettung war, dass ich nach Deutschland gekommen bin. Mit Karl, der den Lebensstil seiner Eltern ablehnt, möchte ich ein bescheidenes Leben führen.*

Plötzlich hält sie inne und fragt, Aki, lebt er noch, mein Exmann? Wo lebt er? Wie geht es ihm? Hast du noch Kontakt zu deinem Vater? Ich weiß gar nicht mehr, wie er aussieht. Sie sieht mich an und lacht, aber das ist ja kein Wunder, ich habe auch nie an ihn gedacht.

Wir holen meine Mutter am Wohnstift ab, es regnet in Strömen, die Kinder sitzen hinten auf der Rückbank des Autos und ihre Oma kommt und kommt nicht, jedes Mal, wenn die automatische Schiebetür sich öffnet, rufen sie, jetzt. Es ist immer ein kleines Abenteuer, ob es klappt oder nicht. Dann endlich tritt sie aus der Tür und sieht sich suchend um. Ich hupe und winke, halte ihr die Tür auf. Hast du ein neues Auto? Das habe ich noch nie gesehen, wundert sie sich und faltet ihren Schirm ordentlich zusammen, legt ihn in den Fußraum. An der Ampel sieht sie aus dem Fenster und sagt, so ein Regen und ich habe keinen Schirm dabei.

Wenn meine Mutter bei uns übernachtet, hänge ich ihr einen zweiten Schlafanzug über den Stuhl, da sie nachts oft schwitzt und dann ihr Oberteil wechselt. Sie wacht auf und greift im Gästebad nach irgendeinem Teil aus unserem Wäschekorb, neulich lag sie morgens in einem roten Kapuzenpulli im Bett, er passte ihr geradeso. Mein Sohn kam ins Zimmer gelaufen, Oma, warum hast du meinen Pulli an, rief er erstaunt.

Wenn meine Mutter bei uns zu Abend isst, ihren Schlüssel vom Stift um den Hals, fragt sie, Aki, kann ich mein Zimmer gar nicht absperren, dann kann ja jeder bei mir hineingehen. Ihre eigene Adresse kennt meine Mutter schon lange nicht mehr. Ach, die müsse sie doch nicht wissen, sagt sie, wenn ich sie danach frage, sie wisse schon, wie sie nach Hause komme. Weißt du die Adresse in Japan noch, frage ich und sie sagt, natürlich, was denkst du denn, sie rattert sie herunter, samt Postleitzahl und Telefonnummer. Ich zeige meiner Mutter ein Foto von meinem Vater, als er jung war, und frage, ob sie ihn erkenne. Natürlich erkenne ich ihn, Aki, antwortet sie, warum fragst du mich das?

Mein Mann macht immer noch gern seine Späße mit Keiko und sie überlegt lange, lacht erst, wenn sie den Scherz verstanden hat. Bei Tisch ruft Felix laut itadaki, hält inne, damit meine Mutter und die Kinder einstimmen können, und meine Mutter ruft laut und vergnügt masu! Ich könne einen beliebigen Mann mit Brille und Bart in die Küche stellen und meine Mutter würde den Unterschied nicht bemerken, witzelt Felix, aber ich glaube nicht, dass meine Mutter meinen Mann vergessen hat. Wenn es ruhig ist, weil die Kinder noch nicht zu Hause sind, fragt sie, wer fehlt? Wenn Felix nicht da ist, fragt sie, wo ist dein Mann? Ich weiß, sie fühlt sich geborgen bei ihm. Einmal, als mein Mann sie auf meine Bitte hin anrief, als es ihr so schlecht ging, dass Kenta und ich sie erneut in die Klinik bringen wollten, sagte sie danach zu mir, noch nie in ihrem ganzen Leben habe jemand so nett zu ihr gesprochen.

Wie alt bist du, fragt meine Mutter ihren jüngsten Enkel, der seiner Oma geduldig immer wieder seinen Namen und sein Alter und das seiner Geschwister aufsagt. Und wie alt bist du, Oma, fragt er. Das weiß ich nicht, sagt sie ganz unbefangen. Soll ich es dir verraten, Oma, fragt mein Sohn, da lacht meine Mutter und antwortet, besser nicht.

# WAKARE

Meine Mutter meldet sich so selten von sich aus bei mir, dass ich unwillkürlich denke, es sei etwas passiert, wenn sie mich anruft, obwohl sie nur sagt, Aki, ich möchte sehr gerne zu dir kommen, hast du Zeit? Bei gutem Wetter kommt meine Mutter noch mit dem Fahrrad zu uns. Sie fährt gerade so schnell, dass sie nicht umfällt. Wenn sie hinfällt, verletzt sie sich nie dabei. Sie erzählt gern von ihren Fahrradstürzen, die ohne Folgen bleiben. Bei jeder Gelegenheit betont sie, dass Kenta und ich unsere Geschicklichkeit von ihr haben. Wir telefonieren und sie sagt, sie fahre jetzt los. Ich schaue auf die Uhr und lege mir Gründe zurecht, warum es so lange dauert, ein Einkauf, ein Sturz, eine Panne, aber sie kommt und kommt nicht an. Wenn ich dann anrufe, sagt sie, sie sei vor der Tür gewesen, aber wir hätten nicht aufgemacht. Wir haben ein modernes Klingelsystem mit einem Display. Sie fährt einfach zurück in ihr Wohnstift und meldet sich nicht einmal, um mir Bescheid zu sagen. Obwohl es schon öfter vorgekommen ist, bin ich immer noch enttäuscht, wenn es ihr nicht gelingt, sich Zugang zu unserem Haus zu verschaffen. Ich denke dann, sie könnte doch einen Passanten um Hilfe mit der Klingel bitten oder fragen, ob sie einmal telefonieren könne. Sie könnte rufen, klopfen, sich bemerkbar machen. Aber sie findet es gar nicht schlimm, dass sie sich umsonst auf den Weg gemacht hat. Und ich denke, wie kann sie annehmen, ich würde einfach weggehen, wenn ich doch weiß, dass sie kommt. Ich warte doch auf sie, immer noch warte ich auf sie, ich werde immer auf sie warten, auf meine Mutter.

Wenn sie es doch schafft, bei uns anzukommen, kommt sie mit ihrem weißen Stoffhut mit rosa Blumen die Treppe hochgelaufen, sie trägt diesen Hut, seit ich mich erinnern kann, hat ihn mehrfach unterfüttert. Das war einmal ein sehr teurer Hut, sagt sie und holt einen Fächer aus ihrem Korb, um sich Luft zuzufächeln. In ihrem Korb liegt immer noch der runde, in Stoff gefasste Taschenspiegel mit dem dazu passenden Stoffetui, den wir ihr als Jugendliche aus London mitgebracht haben. Mein Vater hat ihn bei *Harrods* für sie ausgesucht. Meine Mutter benutzt ihn, um sich den Lippenstift nachzuziehen. Wenn sie einen guten Tag hat, zeigt meine Mutter ihrem Enkel, wie sie das Jojo beherrscht, mühelos gleitet es die Schnur hinab und wieder hinauf. Sie jongliert und zählt dabei stolz, wie oft sie es schafft, ohne dass ein Ball auf den Boden fällt. Sie spielt *Hänschen klein* auf der Mundharmonika, die Kenta vor so vielen Jahren in der Grundschule in Japan bekommen hat. Aus den Einweg-Tischsets im Wohnstift faltet sie Origami-Tiere, mein Sohn zerreißt und zerknüllt sie meistens, aber beim nächsten Mal faltet meine Mutter einfach wieder neue. Wenn ich über Müdigkeit klage, weil mein Sohn mich nachts mehrfach weckt, sagt meine Mutter, Kenta und ich hätten immer durchgeschlafen. Wenn mein Sohn Kleider aus der Kommode zieht und auf dem Boden verteilt, sagt sie, wir hätten so etwas nie gemacht. Wir waren auch nie krank. Sie behauptet sogar, wir hätten niemals Sachen in den Mund genommen, generell seien wir als Kinder völlig unproblematisch gewesen.

Ständig verschwindet meine Mutter plötzlich und ich höre, wie sie die Tür zur Toilette verriegelt, und werde traurig. Ich frage mich, ob meine Mutter diese Angewohnheit aus dem Haus meiner deutschen Großeltern beibehalten hat.

Allein bei sich im Wohnstift isst meine Mutter abends nur eine Banane oder eine Nussschnecke. Sie sagt, sie habe keinen Hunger und brauche nicht mehr, ihr Kühlschrank ist so gut wie leer, nur eine Flasche Saft, eine abgelaufene Milch und ein paar Essensreste finden sich darin. Der Körper meiner Mutter wird immer weniger und schafft es nicht mehr, ihre Kleidung auszufüllen. Die viel zu weiten Hosen schnürt sie mit dem Gürtel zusammen, die Pullover hängen auf ihren hervorstehenden Schulterknochen. Sie wiegt nur noch 45 Kilo. Seit kurzem geben Kenta und ich ihr jedes Mal, wenn wir sie sehen, Astronautennahrung, Geschmack Waldfrucht, und sie trinkt die dicke Flüssigkeit zum Glück ohne Protest. Im Wohnstift hat meine Mutter keine eigene Badewanne mehr und in das Gemeinschaftsbad auf der anderen Seite des Gangs will sie nicht gehen. Als sie noch zu Hause wohnte, sagte sie, sei das Baden oft der schönste Moment ihres Tages gewesen. Auch wenn sie den ganzen Tag über müde war, nach dem Baden am Abend fühlte sie sich gut. Wenn ich ihr anbiete, bei uns in die Badewanne zu gehen, lehnt sie ab, vielleicht ein anderes Mal. Wenn ich sage, Mama, früher bist du jeden Tag in die Badewanne gegangen, schüttelt sie ungläubig den Kopf und sagt, dafür muss man ja überhaupt erst mal die Zeit haben. Und ich denke, ja, du hattest Zeit, du hattest immer viel zu viel Zeit.

Mit meiner Mutter verabrede ich mich im Park. Ich gehe in die Stadt zum Japan-Laden, um Zutaten für Onigiri zu kaufen. Von einer Freundin lasse ich mir am Telefon erklären, wie ich es machen muss. Meine Onigiri werden ein wenig unförmig, aber sie schmecken gut, ich arrangiere sie in Reihen in der schönen alten Obentōbako meiner Mutter. Meine Mutter erkenne ich schon von weitem, sie sitzt auf einer Bank unter dem Ahornbaum, mit ihrem weißen geblümten Sonnenhut auf dem Kopf und dem kleinen geflochtenen Körbchen neben sich. Sie schält eine Kakifrucht, rundherum im Kreis, bis am Ende die Schale in einem langen Band bis zum Boden herunterhängt.

Mein Vater sucht eng getaktet den Kontakt zu uns Kindern. Er tippt viele kleine Nachrichten an uns und hinterlässt Grüße auf dem Anrufbeantworter. Wenn wir nicht rangehen, versucht er es unermüdlich. Selten gehe ich ans Telefon oder habe den Impuls, ihn anzurufen, weil ich es wirklich möchte und nicht nur, weil er darauf wartet und ich ein schlechtes Gewissen habe. Ich kann nichts dagegen tun, dass mein Körper auf Abwehr schaltet, sobald sein Name auf dem Display erscheint. Er redet sich ein, ich hätte keine Zeit, mich zu melden, weil ich so beschäftigt sei. Ich weiß nicht, welche Erklärung er sich für Kenta zurechtgelegt hat, der sich noch seltener bei ihm meldet. Er braucht die permanente Bestätigung, dass zwischen uns alles in Ordnung ist. Es fällt mir schwer, sie ihm zu erteilen, die Absolution.

Seit Jahrzehnten werkelt mein Vater allein in seiner Werkstatt an großen Holzobjekten herum. Er bemüht sich gar nicht darum, seine Werke auszustellen, sondern ist damit zufrieden, sich mit dem Material zu beschäftigen. Er verliert sich darin. Ich staune bei jedem meiner Besuche darüber, mit welcher Beharrlichkeit er dabeibleibt. Er möchte mir dann wie ein Kind alles zeigen, was er gemacht hat, und ich fühle mich schuldig, weil es mich nicht aufrichtig interessiert.

Aki, höre ich die Stimme meines Vaters auf meiner Mailbox, Gesine geht es schlechter, sie liegt jetzt im Flur hinten und sieht in den Garten, auf das Wasserbecken für die Vögel, das Pflegebett hat nicht durch die Tür ins Schlafzimmer gepasst. Sie hat zum Glück keine Schmerzen. Mein Vater hat, genau wie seine Schwestern, die zehn Jahre, die Gesine Ludwig überlebt hat, seine Mutter sehr regelmäßig besucht, ist bis zum Ende ihr braver Sohn geblieben. Als ich seine Nachricht abhöre, weiß ich, ich werde nicht zu Gesine ans Totenbett fahren, um mich von ihr zu verabschieden. Wenige Tage nach dem Anruf ist Gesine nicht mehr am Leben. Sie ist in ihrem eigenen Haus, im Beisein ihrer Kinder, langsam entschlafen, hat immer seltener und flacher geatmet, bis ihr Atem ganz versiegte.

Zu ihrer Beerdigung nehme ich einen Zug in aller Herrgottsfrühe und fahre direkt vom Bahnhof mit dem Taxi zur Stadtkirche. Es ist die gleiche Kirche, in der auch Ludwigs Beerdigung abgehalten wurde. Wir, die engste Familie, sitzen wieder in den vordersten Reihen. Gesines Asche steht in einer großen Keramikurne, rechts und links eingerahmt von zwei wunderschönen Gefäßen, die sie selbst für diesen Zweck ausgewählt hat, davor auf dem Boden ein immenser Blumenkranz aus hunderten bunter Rosen. Vor mir sitzen mein Vater und seine Schwestern, zum ersten Mal sehe ich ihre ergrauten Köpfe so nebeneinander aufgereiht, ihre Mutter ist fast hundert Jahre alt geworden. Als die Orgelmusik einsetzt und dazu ein tiefer Bassgesang von der Empore herab tönt, kommen mir unerwartet doch die Tränen. Ich stelle mir vor, wie Kenta und ich eines Tages unsere Mutter beerdigen werden und nur eine Handvoll Menschen sie verabschieden wird. Meine Mutter möchte in Deutschland bestattet werden, sie möchte, dass wir eine neue Grabstätte gründen, für sie, und irgendwann dann für Kenta. Ich würde ja bei der Familie meines Mannes begraben werden, so wie es in Japan üblich ist. Der Pfarrer spricht über Vergebung und ich frage mich, warum ich mein Leben lang so viel Aggression meiner Mutter gegenüber in mir hatte, obwohl sie doch diejenige war, die bei uns geblieben ist. Ob ich trotz allem meinen Vater bei ihrer Beerdigung an meiner Seite haben möchte, ob es überhaupt in Ordnung wäre, ihn kommen zu lassen, wo sie ihn doch nie mehr wiedersehen wollte. Die Musik reißt mich aus meinen Gedanken, ein Stück von Miles Davis auf der Trompete. Ich wusste gar nicht, dass Gesine Jazz mochte.

Von der Kirche aus fahren wir zum Friedhof, wo meine Großmutter im Familiengrab beigesetzt wird, unter strahlend blauem Himmel, Schmetterlinge flattern durch die Luft. Den Rest des Tages verbringen wir im Haus und Garten unserer Großeltern, wir essen reichlich, ziehen ein paar Bahnen im Schwimmbecken, spielen Tischtennis-Rundlauf und liegen auf der großen Wiese am Hang, schlafen mittags dort im Gras ein. Es herrscht eine gelöste Stimmung. Als abends alle zu Bett gehen, bleiben mein Cousin und ich übrig, auf dem schmalen Corbusier-Sofa diskutieren wir bis spät in die Nacht Familienangelegenheiten, wir sind uns darin schon immer uneinig. Er sagt, er fände unsere Eltern armselig, mit fast siebzig Jahren hätten sie noch immer am Rockzipfel ihrer Mutter gehangen. Ich sage, ja, vielleicht haben sie nur die Hoffnung nie aufgegeben, bei Gesine doch noch zu finden, was sie ihr ganzes Leben lang bei ihr suchten. Mein Cousin sagt, Gesine habe es gut gefunden, dass ich meinen eigenen Weg ging, ohne Wert auf ihr Urteil zu legen, und ich frage mich, ob Gesine mich vielleicht besser verstanden hat, als ich immer dachte, ob Gesine mehr Achtung für meine Mutter gehabt hätte, wenn sie den ihr zugewiesenen Platz einfach nicht eingenommen hätte. Als wir unsere Gläser in die Küche bringen, ziehe ich die Schublade auf, in der immer noch Gesines Kutscher-Geldbeutel aus meiner Kindheit liegt. Als ich ihn in die Hand nehme, merke ich, ich möchte ihn gar nicht mehr haben, der Geldbeutel hat wie dieser ganze Ort seinen Zauber eingebüßt. Am nächsten Morgen, als wir uns für den Aufbruch fertig machen, kommt meine Tante Anne mit einer kleinen bunt gemusterten Wolldecke über dem Arm und fragt, ob ich sie nicht haben wolle, Gesine habe sie im Opasessel immer über ihre Beine gelegt, sie sei ein Geschenk meiner Mutter gewesen. Erst lehne ich entschieden ab, aber später, als ich mit Kenta im Zug sitze, überlege ich es mir anders und bitte Anne, die Decke für mich aufzubewahren. Ich betrachte das Gesicht meines Bruders auf der anderen Seite des Ganges und fühle mich ihm ganz nah.

Einige Wochen nach Gesines Beerdigung nehme ich noch einmal den Zug, um im Haus meiner Großeltern ihren Nachlass zu sichten. Meine Tante Martha lässt mich hinein, sie hat mit meinem Vater und den Schwestern das gesamte Hab und Gut von Gesine und Ludwig sortiert, Hüte, Fotoalben und Geschirr zur Ansicht bereitgelegt. Ganz allein laufe ich durch die vielen Räume, die Wände sind voller Kunst, viel Abstraktes, meine Großeltern sammelten in den Sechzigerjahren, was später immensen Wert bekam: Emil Schumacher, Fritz Winter, Hans Hartung, Max Brüning, Lithografien von Picasso und Matisse. Sie hörten erst auf damit, als sie keinen Platz mehr zum Aufhängen hatten. Obwohl ich stöbern darf, ganz offiziell und in allen Fächern, fühlt es sich immer noch verboten an. Ich klebe Punkte auf Kunstwerke, Bücher und Vasen. Aus dem Schrank nehme ich mir Bettwäsche raus, in der ich als Kind neben Gesine so gerne geschlafen habe. Martha gesellt sich zu mir, zieht einen Stapel Tischdecken hervor, Gesine habe ihr ganzes Leben lang nie selbst ihre Wäsche gewaschen, sagt sie kopfschüttelnd, möchtest du nicht auch ein paar von diesen Tüchern mitnehmen, Aki, sie sehen alle aus wie neu. Im Schlafzimmer meiner Großeltern schlüpfe ich in ein paar Kleidungsstücke von Gesine, taste mich durch Seide und Leinen, nehme mir einen grauen Kaschmirmantel mit. Als ich Gesines Handtaschensammlung durchsehe, kommt mir die »Waffe« unter. Martha sieht mich im Vorbeigehen mit dem Ding in der Hand und sagt nur, ach, dieses abscheuliche Teil, und wir müssen lachen. Die Tasche hat ihre frühere Macht verloren. Aki, bevor ich es vergesse, ich habe noch etwas für dich zur Seite gelegt, die Fotoalben von Gesine aus Japan und ihre Reisetagebücher, sagt Martha, sie hat so viel aufgeschrieben, ich hoffe, du kannst ihre Schrift lesen. Bevor ich zum Zug muss, hole ich mir im Keller aus dem Weihnachtsschrank noch das Engelsglöckchen, in einem alten Karton von der japanischen Post, mit der Schrift meiner Mutter darauf, finde ich Taufkleidchen und andere Festtagsgarderobe in Kindergröße. Als ich Martha von meinem Fund erzähle, sagt sie nur, für die Sonntagsspaziergänge in den Wald wurden wir als Kinder herausgeputzt, was habe sie diese furchtbaren Kleidchen gehasst. Die Kleidchen vergesse ich sofort, aber die Spur meiner Mutter in Gesines Keller nicht. Kenta möchte aus dem Nachlass von Gesine und Ludwig nur den Schachtisch übernehmen, mit all den anderen schönen Dingen kann er nichts anfangen.

Meine Tante Anne hat nach Gesines Tod den Opasessel neu aufpolstern lassen. Obwohl sie sagt, sie habe sich von ihrer Mutter nie geliebt gefühlt, steht dieser uralte Sessel, in dem Gesine ihre letzten Lebensjahre über immer saß, nun in ihrem eigenen Wohnzimmer. Anne, die selbst Psychiaterin ist, sagt, heute tue es ihr leid, dass sie auf die schwierige Situation unserer Mutter, als Kenta und ich Kinder waren, nicht reagiert habe, sie steckte damals in einer Scheidung. Wir seien beinahe ein Fall fürs Jugendamt gewesen, sagt sie lapidar am Telefon, ohne zu bemerken, wie wütend sie mich damit macht. Als ich Anne nach dem Suizidversuch meines Vaters frage, spricht sie sofort von dem vielen Blut, das er angeblich verloren habe. Ich wundere mich, wie um alles in der Welt es ihr möglich ist, sich besser zu erinnern als meine Mutter, die meinen Vater doch gefunden hat.

Kenta möchte keine eigenen Kinder haben, er sei emotional geschädigt, sagt er, das wolle er nicht weitergeben. Als kleines Mädchen, sagt mein Vater, musste ich manchmal schrecklich weinen und nur Kenta, der selbst noch ein Kind war, konnte mich beruhigen. Er habe sich als Vater sehr hilflos gefühlt. Meine Kinder lieben ihren Onkel sehr und fragen nach ihm, wenn er mal eine Woche nicht zu Besuch kommt. Ich bitte ihn bewusst, mir zu helfen, die Kinder vom Kindergarten oder an der Schule abzuholen, mit ihnen auf den Spielplatz zu gehen, sie ins Bett zu bringen, um ihn an unserem Leben teilhaben zu lassen. Er ist immer da. Es scheint ihm Freude zu bereiten, sich um diese kleinen Wesen, die ihn lieben, zu kümmern.

In Kentas Wohnung sind in Bodennähe Durchbrüche in den Zimmertüren. Ich weiß, dass er sie hineingetreten hat. In langen, aber regelmäßigen Abständen bekommt er Zwerchfellkrämpfe und kann dann ein paar Tage lang nichts tun, außer in der heißen Badewanne zu liegen und Beruhigungstee zu trinken. Er wohnt allein in einer Erdgeschosswohnung, sie liegt an einer befahrenen Straße in einem hässlichen Haus. Er hat nie die Stadt verlassen, hat sein ganzes Leben, all die Jahre, die ich an anderen Orten und in fremden Ländern war, in der Nähe unserer Mutter gewohnt. Früher ist meine Mutter ungebeten in Kentas Wohnung gegangen, wenn er nicht da war, um ausgiebig zu putzen. Er hat ihr immer wieder gesagt, er wolle das nicht, aber sie ließ sich nicht davon abhalten. Mein Vater hat hin und wieder bei meinem Bruder übernachtet, er war lange Zeit der Einzige, der seine Wohnung betreten durfte. Aber irgendwann hat es aufgehört, ohne erkennbaren Grund. Wenn mein Vater heute zu Besuch kommt, treffen sich die beiden im Café, sprechen über Mathematik, mit Spielen wie Schach oder Go, bei denen man logisch denken muss, können sie sich zusammen die Zeit vertreiben, ohne in Verlegenheit zu geraten. Manchmal frage ich mich, was passieren wird, wenn unsere Mutter eines Tages stirbt und mein Bruder sich um niemanden mehr kümmern muss – außer um sich selbst. Zu gern würde ich ihn einmal besuchen, einfach vor der Tür stehen und klingeln, aber es ist eine unausgesprochene Abmachung, dass ich es nicht tue, und ich halte mich daran. Sein Zuhause ist sein Kokon, ein Ort ganz ohne Anforderungen, nur für ihn allein. Manchmal macht er den ganzen Tag die Rollos nicht hoch.

Zu Hause räume ich Gesines Gegenstände in meinen Hausstand ein, ihre Tagebücher aus Japan lege ich auf meinen Schreibtisch, neben die zwei schmalen Montblanc-Füller, die ich als Kind von ihr bekommen habe. Auf der Hochzeitsreise meiner Eltern haben Ludwig und Gesine die Familie meiner Mutter kennengelernt. Gesine beschreibt in ihrem Tagebuch meinen Onkel Masayuki: jünger als Keiko mit rundum vergnügtem Gemüt, kurz geschorenen Haaren, fährt Taxi, lernt Deutsch, singt gut und soll ausgezeichnet Gitarre spielen. Er wohnt bei der Mutter und wird sie, falls er heiraten sollte, auch bei sich aufnehmen. Ein gutmütiger fröhlicher Mensch, der der Mutter Glauben sicher nicht teilt, aber ihr ihren Fanatismus aus Liebe lässt. Gesine erzählt von einem Besuch in Atami, wo der Hauptsitz von Sekai Kyūsei Kyō liegt, sie beschreibt den riesigen Tempel mit beiliegenden Hotels und Apartments, ein Museum mit beachtlichen Schätzen liege dort eingebettet in einem Garten mit Pflaumen- und Kirschbäumen, der hintenraus bergauf in ein waldartiges Gelände übergehe, im Tempelinneren ein Konzertsaal mit mehreren tausend Plätzen. Die Sekte muss durch geschicktes Melken ihrer Gläubigen sehr reich geworden sein, schreibt Gesine. Yasuko müsse eine wichtige Rolle spielen, sofort seien zwei Dolmetscher in Uniform sowie der Direktor des Museums zur Erläuterung der Schätze erschienen. Ludwig habe die Bücher, die

Yasuko zur Hochzeit meiner Eltern mitbrachte, pflichtschuldig gelesen und konnte Gesines Frage, was man im Tempel denn beten solle, beantworten: für den Frieden und das Gute.

Gesine beschreibt auch die Perlenbrosche, die sie in Japan für meine Mutter gekauft hat und die heute noch auf der Kommode meiner Mutter liegt. In Gesines Fotoalbum von der Reise entdecke ich eine von meiner Mutter gezeichnete Landkarte der japanischen Hauptinseln, mit einem roten Pfeil, der auf Kobe zeigt, »Keikos Heimat« steht daran.

*

Bei uns zu Hause sitzt meine Mutter im Schaukelstuhl und liest in der immer gleichen Ausgabe der japanischen Zeitung, die wir von unserer Reise mitgebracht haben. Natsukashii, sagt sie. Das Wort ist schwer zu übersetzen, es ist Ausdruck für eine Wehmut, die gleichzeitig Glück und Trauer bedeutet. So eine Zeitung habe ich sehr lange nicht mehr in den Händen gehalten, Aki. Als das Gespräch auf Yasuko kommt, sagt meine Mutter, plötzlich hellhörig geworden, wieder, was, sie ist gestorben, das habe ich gar nicht gewusst, das hast du mir nicht gesagt, Aki. Wir haben zusammen für Yasuko Räucherstäbchen angezündet, Mama, sage ich, es ist noch gar nicht lange her. Ich ziehe meine Mutter aus dem Schaukelstuhl, im Schlafzimmer habe ich einen kleinen Schrein für Yasuko errichtet, vor ihrem gerahmten Sterbebild steht die Teetasse mit den bunten Kreisen, aus der sie immer getrunken hat, und ihr alter Reisepass mit dem Stempel ihrer Reise nach Deutschland zu meiner Geburt. Sieh mal, hier hängt ein Foto von unserer Reise nach Kobe. Meine Mutter betrachtet das Foto von uns mit ihrem Bruder vor ihrem Elternhaus an der Wand, lacht und sagt, Masachan hat ja schon ganz graue Haare, fast weiß. Mama, deine Haare sind gefärbt, du warst eben erst beim Friseur, dein neuer Haarschnitt sieht richtig gut aus, so jung und frech, sage ich, meine Mutter tut so, als sei ihr das egal, aber ich weiß, dass sie sich über mein Kompliment freut. Erinnerst du dich daran, dass wir zusammen in Japan waren, bei Masachan, frage ich. Ja, antwortet sie, irgendwie schon, aber das ist sehr lange her, mindestens ein Jahr. Hallo, hallo, ruft Felix, ist jemand zu Hause? Er hat ein Päckchen aus Japan unter dem

Arm, mit einer leichten Verbeugung überreicht er es meiner Mutter, die immer lacht, sobald sie meinen Mann sieht. Warte, Keiko, ich hole dir eine Schere, sagt er. Wir öffnen gemeinsam den kleinen Karton. Mein Onkel schickt die reparierte Seiko-Armbanduhr von Yasuko für mich und ihre alte Lupe, sie scheint wieder aufgetaucht zu sein, ein Buch für meine Mutter. Beim Zeitunglesen in Kobe hatte sie eine Anzeige ausgeschnitten, den Roman würde sie gerne lesen, hatte sie zu ihrem Bruder gesagt. Masayuki hat eine kurze Nachricht auf einen Zettel geschrieben, sein zweites Enkelkind sei auf die Welt gekommen, und auf Deutsch in schnörkeliger Schreibschrift: Bis zum naechsten Mal! Meine Mutter blättert freudig in dem Buch, bis sie plötzlich zusammensinkt und sagt, Aki, ich bin sehr müde, ich glaube, ich muss mich hinlegen. Ich nehme meine Mutter an der Hand und sage, komm, Mama, ich mach uns noch einen Tee, dann ruhst du dich aus. Kannst du mir später helfen, die Wäsche zusammenzulegen?

Es gibt ein Foto von meiner Mutter und mir an meinem ersten Geburtstag. Der Suizidversuch meines Vaters ist zwei Monate her. Ich stehe pausbäckig und etwas wacklig an einem kleinen Tischchen. Vor mir ein Marmorkuchen mit einer roten Kerze in der Mitte und in buntes Papier eingeschlagene Geschenke mit roten Schleifen. Meine Mutter kniet neben mir und hilft mir dabei, die Kerze auszupusten. Das Foto steht auf meinem Schreibtisch. Es erinnert mich daran, dass meine Mutter getan hat, was sie konnte. Die Fotoalben aus meiner Kindheit sind ein Geschenk von Gesine, Einbände aus feinen, hübsch gemusterten Stoffen, handgebundene wattierte Bücher, mit dünnen Trennseiten zwischen den festen Seiten aus Karton. Ich nehme sie gern in die Hand. Es gibt Alben für Kenta und Alben für mich. Meine Mutter hat alles fein säuberlich datiert und kommentiert, auf

Deutsch und Japanisch. Auf den Fotos meiner Einschulung stehe ich vor unserer Haustür, eine große, selbstgebastelte Schultüte in der Hand. Ich trage ein hübsches Kleid und Lackschuhe, im Haar einen breiten Samt-Haarreifen. Auch meine Mutter ist elegant gekleidet und hat Rouge aufgetragen, das Foto hat wohl mein Bruder gemacht, mein Vater ist zu diesem besonderen Tag nicht gekommen. Lange Zeit habe ich beim Durchblättern der Alben unsere Gesichter nach Anzeichen von Traurigkeit abgesucht. Noch heute ertappe ich mich dabei, wie ich anhand des Datums ausrechne, wie lang es jeweils her ist, dass mein Vater sterben wollte.

Als ich mit einer hier lebenden japanischen Freundin meiner Mutter über den Suizidversuch meines Vaters spreche, sagt sie zu meiner großen Verwunderung, ja, das wisse sie schon. In den Tagen vor ihrem ersten Klinikaufenthalt habe meine Mutter sie gebeten zu kommen und ihr alles erzählt, sie habe viele Stunden lang gesprochen. Wieso mein Vater die Tür zum Badezimmer nicht ordentlich verschlossen habe, frage sie sich, so wolle doch wirklich niemand gesehen werden.

In der Badewanne liegend muss ich an meinen jungen Vater denken, daran, wie lang es wohl gedauert haben mag, bis meine Mutter wieder ein Bad nehmen konnte, ohne sich an seinen Anblick zu erinnern. Ich war froh darüber, dass die Demenz sie von dieser Erinnerung befreit hat, dass sie nicht mehr weiß, dass sie es war, die meinen Vater fand, durch den aufgeklappten Briefschlitz in Marthas Wohnungstür fiel ihr Blick auf ein weit offenstehendes Badezimmer.

Neulich habe ich die Schnecke aus Holz mal wieder aus dem Bücherregal meiner Mutter genommen und genau angesehen. Sie ist, außer uns Kindern, eine der wenigen sichtbaren Spuren meines Vaters in ihrem Leben. Als sie sich noch erinnert hat, sagte meine Mutter, die Zeit, als mein Vater in der Klinik war, und sie allein mit uns Kindern, sei sehr hart für sie gewesen. Die Schnecke habe mein Vater ihr geschenkt, sie sei ihre Belohnung.

Ein Brief meiner Mutter an Yasuko geht mir nicht aus dem Kopf, manchmal nehme ich ihn in die Hand und überlege, ob ich ihn meine Mutter lesen lassen, meinem Vater zeigen soll. Dann weiß ich nicht, ob es richtig ist, und lasse es bleiben. Nur an Kenta und Felix schicke ich die ins Reine getippte Übersetzung von Google Translate. Aus Berlin im Dezember 1974 schrieb meine Mutter:

*Liebe Mutter,*
*mein letzter Brief ist eine Weile her, wie geht es Euch? In den vergangenen Monaten war ich mit den vielen Proben und Konzerten meines Chors sehr beschäftigt, unser Dirigent ist anspruchsvoll und im Vergleich zum Chor in Japan bekommen wir nur ein Zehntel der Zeit, um ein Stück einzustudieren. Der Übungsraum und die Auftrittsorte ändern sich ständig, sodass ich mit dem Stadtplan in den Händen durch die Straßen irre. Die Neuen müssen regelmäßig einzeln vorsingen, zur Vorbereitung spielte ich zu Hause die Schallplatte wieder und wieder ab, bis mir der Kopf wehtat, meine Hände zitterten beim Vorsingen, aber es gelang mir, auch den höchsten Ton deutlich zu treffen. Meine langjährige Gesangserfahrung ist, ohne dass es mir bewusst war, eine Kraftquelle für mein Leben hier in Deutschland geworden. Im Januar werden wir das Deutsche Requiem von Brahms in der Kathedrale von Saint-Denis in Paris aufführen, für Sopranstimmen ist es sehr schwierig, weil es viele langgezogene hohe Töne enthält. Letzten Monat haben wir Beethovens Neunte in Saloniki gesungen. Saloniki ist eine Hafenstadt in Griechenland und hat mich an Kobe erinnert, dort im Café zu sitzen fühlte sich so vertraut an. Ich kann gar nicht glauben, dass ich durch das Singen im Chor so günstig die Welt bereisen*

*kann. Allerdings musste ich mir für das Konzert in Saloniki ein langes weißes Kleid kaufen, das mir nicht gefiel, im Secondhandladen habe ich dafür 100 DM ausgegeben, passende Schuhe brauchte ich auch. Unser Dirigent ist jung und energisch, während der Proben wird er oft hysterisch, aber er ist auch ein humorvoller Mensch, allein für die Möglichkeit, bei ihm zu singen, hat es sich gelohnt, nach Deutschland zu kommen. Mein Name steht nun auf der festen Liste, sodass ich keine Angst mehr haben muss. Im Mai werden wir im Ruhrgebiet acht Konzerte geben und im Juni mit Orchesterbegleitung der Berliner Philharmoniker singen. Aber nun das Wichtigste: In Griechenland habe ich einen jungen Deutschen kennengelernt und wir wurden im Handumdrehen ein Paar. In den zwei Jahren, die ich nun schon in Berlin lebe, habe ich mich einige Male verliebt, aber nie beruhte es auf Gegenseitigkeit und ich dachte schon, ich würde niemals jemanden finden. Jetzt bin ich stolz darauf, dass ich in Japan keine arrangierte Ehe eingegangen bin, dass ich ohne Garantie allein nach Deutschland gekommen bin, ich habe so viel darüber nachgedacht und mich gefragt, warum ich das getan habe, und jetzt weiß ich es. Karl ist erst einundzwanzig, aus der Nähe von Heidelberg, er studiert Physik, ist nicht sehr groß, aber er ist freundlich und intelligent, interessiert sich für Musik, Kunst und Literatur. Die Zeit verfliegt, wenn wir zusammen sind, ich kann ihm stundenlang zuhören, obwohl ich vieles nicht verstehe. Er ist geduldig mit meinem schlechten Deutsch. Auf den ersten Blick sieht er unscheinbar aus, aber wenn man genau hinsieht, entdeckt man sein schönes Gesicht. Er ist bloß ein Student ohne Geld, aber er hat etwas, das man mit Geld nicht kaufen kann. An anderen Männern sind mir immer mehr Fehler aufgefallen, je öfter ich sie traf, und ich hasste sie dafür, doch bei Karl entdecke ich jedes Mal, wenn wir uns sehen, mehr Gutes. Wir treffen uns fast täglich, am Wochenende verbringen wir den ganzen Tag mit-*

*einander, hören Platten, singen, gehen schwimmen und kochen zusammen. Ich lerne viel von ihm. Er lebt in einem Zimmer im Haus seines Onkels. In der Nähe seines Elternhauses gibt es große Wälder und er geht gern wandern. In den Weihnachtsferien möchten wir eine Woche in die Berge fahren, sein Vater hat dort eine Hütte, bei schönem Wetter kann man durch die Schneelandschaft spazieren und im Wohnzimmer gibt es einen Kamin. Am liebsten würde ich Karl sofort heiraten, aber er ist noch zu jung, ich hoffe, dass wir uns zumindest bald eine gemeinsame Wohnung suchen werden. In Europa hat die Gesellschaft eine andere Vorstellung von der Ehe und der Art und Weise, wie Männer und Frauen zusammenleben. Bitte, mach dir keine Sorgen, Karl kümmert sich wirklich gut um mich und ich bin so glücklich, mit ihm zusammen zu sein. Vielleicht wird mein Leben mit ihm nicht so, wie ich es mir erträume, aber ich glaube nicht, dass ich etwas anderes tun kann, als es zu versuchen. Wenn es nicht gut geht, ist es einfach Schicksal, ich werde es nicht bereuen! Gestern Abend waren wir in einem Philharmonie-Konzert und am Samstag werden wir mit seinen Großeltern, die zu Besuch nach Berlin kommen, in die Oper gehen und Othello hören. Wir üben zusammen fürs kommende Frühjahr fleißig die Matthäus-Passion von Bach für den Chor. Jeder Tag ist wie ein Traum. Es gibt noch so vieles, worüber ich schreiben möchte, aber für heute ist es genug. Bitte freue Dich für mich und sag Masachan liebe Grüße.*
*Keiko*

*PS: Wie immer brauche ich meinen Kontostand und bitte, schick mir ein paar Sachen: Mantel, gelb, Halbmantel, grau, französisches Wörterbuch (wir singen im Chor französische Stücke), Eau de Cologne von Shiseido, BH Umfang 83 cm, Hashi, Ramen, Udon, Otsukemono, Wakame, Shiitake, Tofu.*

# HIKARI

Erstaunt sieht meine Mutter mich an und fragt, Aki, warst du wieder schwanger? Ich sage, ja, Mama, ich habe in der vierzehnten Woche einen toten Jungen zur Welt gebracht, es war eine richtige kleine Geburt, man nennt es stille Geburt. Sie schüttelt den Kopf, sie sei gerade erst umgezogen und habe so vieles im Kopf gehabt. Ich vereinbare für sie einen Termin beim Neurologen. Das MRT zeigt keine altersatypischen Anzeichen in ihrem Gehirn. Das habe sie schon vorher gewusst, sagt sie mit siegessicherem Blick, die Untersuchung sei völlig unnötig gewesen.

Unseren Kindern erzählen wir, dass sie einen kleinen Bruder haben, der nicht gesund auf die Welt gekommen ist. Sie wissen, dass er nur so groß wie eine Birne war. Sie sagen »gute Nacht, Kilian« zu seiner Kerze, die wir abends in unserem Schlafzimmer für ihn anzünden. Wenn ich meine kleine Tochter frage, was man mit einem Streichholz machen kann, läuft sie zu seinem Platz und zeigt darauf. Wir gehen nicht zur Sammelbestattung unseres totgeborenen Sohns. Am Tag vor der Zeremonie, die stille Geburt ist bereits ein halbes Jahr her, sage ich Felix, mir würde nichts daran liegen, mit lauter fremden Menschen unser Kind religiös zu bestatten, und bin erleichtert, dass er es genauso sieht.

Als wir auf einem alten Friedhof spazieren gehen, fragt meine Tochter plötzlich, ob ihr toter kleiner Bruder auch begraben wurde. Ich erkläre ihr die Sache mit der Sammelbestattung und sage, dass wir zu dieser Beerdigung nicht gegangen sind, da ist sie empört und schimpft, das finde ich aber gar nicht gut, dass ihr nicht wisst, wo sein Grab ist. Ich habe ein schlechtes Gewissen und frage mich, ob wir im Nachhinein einmal als Familie an den Ort gehen sollten, wo die Asche dieses kleinen Menschen liegt, der doch zu uns gehört.

Kenta wird vierzig und mein Vater ist für ein paar Tage zu Besuch, in dieser Zeit kommt meine Mutter normalerweise nicht zu uns. Aber heute Abend grillen wir auf dem Balkon und der Gedanke, dass sie allein im Wohnstift sitzen wird, während wir den Geburtstag ihres Sohnes feiern, gefällt mir nicht. Ich rufe sie an und sie sagt, ja, natürlich komme ich, ich habe Karl lange nicht gesehen. Wieso sollte ich nicht kommen? Später, als ich das Geschirr abräume, sehe ich die drei durch die Glasscheibe beisammensitzen, meinen Bruder an der Stirnseite des Tisches, über Eck eingerahmt von meinem Vater und meiner Mutter. Ich bleibe stehen und betrachte dieses Familienbild, weiß nicht, wie ich es finden soll, und kann mich doch nicht davon losreißen. Ihren jüngsten Enkel in der Mitte, sitzen meine Eltern später auf dem Teppichboden beisammen und spielen mit Bauklötzen. Ich beobachte sie und mache ein Foto, obwohl ich sonst nie Fotos mache. Als ich am nächsten Tag meine Mutter anrufe und frage, wie der Abend für sie war, ob alles in Ordnung sei, versteht sie gar nicht, was ich meine.

Seit ich mit Felix zusammenwohne, feiern wir Weihnachten bei uns, mit seinem Vater, Kenta und meiner Mutter. Wir singen nicht und lesen keine Weihnachtsgeschichte. Aber Felix besteht auf einem echten Weihnachtsbaum, den er mit den Kindern gemeinsam schmückt. Den alten angekokelten Steckbaum aus meiner Kindheit haben wir entsorgt. Wenn wir vom Spazierengehen nach Hause kommen, läute ich das Engelsglöckchen, wie früher mein Großvater Ludwig, unsere Kinder stürzen sich auf ihre Geschenke und dann gibt es etwas Feines zu essen. Felix versorgt uns alle mit Suppe und Liebe. Es ist genau so gekommen, wie ich befürchtet habe, alle wärmen sich bei uns auf, und es ist in Ordnung so.

Nach der Geburt unseres dritten Kindes werde ich zu Hause liebevoll umsorgt. Abgeschirmt und ganz ohne die normalen Verpflichtungen, liege ich im Bett und lese über die Wochen einen ganzen Stapel Romane. Um die großen Kinder kümmern sich Felix und Kenta, unser Baby liegt rundum zufrieden neben mir und schläft. Meine Mutter setzt sich in den Schaukelstuhl zu mir ins Schlafzimmer und ich stehe auf, um ihr ihren Enkel zu geben. Sie hält ihn gerührt im Arm und staunt, wie klein er ist, sie zählt seine Zehen und ist erleichtert, dass keiner fehlt. Erfreut sagt sie, seine Nase sei pechanko und sehe sehr japanisch aus. Ich weiß, ich habe keine Chance mehr auf Onigiri.

Später am Wickeltisch holt meine Mutter ihre Dose mit Mentholetam aus der Handtasche und hält sie mir hin, weil der Kleine einen wunden Popo hat. Ich hatte sie ewig nicht mehr in der Hand, weiß aber noch genau, wie schwer sie ist und wie sie sich anfühlt. Sie wundert sich, dass ich so eine starke Mentholsalbe nicht für mein Baby verwenden möchte. Sie kenne nichts anderes.

Opa Karl, Opa Karl, meine Kinder erwarten die Besuche meines Vaters voller Ungeduld. Er kommt regelmäßig für ein paar Nächte und widmet sich seinen Enkeln. Er interessiert sich für alles, was sie beschäftigt, und verliert sich mit ihnen darin. Stolz zeigt er mir die Holzeisenbahnstrecke, die er mit den Kindern gebaut hat, schält mit ihnen Erdnüsse oder entkernt Granatäpfel, als ob es kein Morgen gäbe. Nie spielen sie so vertieft und zufrieden wie mit ihm. Wenn er abreist, während mein großer Sohn in der Schule ist, baut er ihm als Abschiedsgruß ein kleines Objekt aus Lego und stellt es auf den Tisch. Dem Kleinsten schenkt er zum Geburtstag ein selbstgemaltes Aquarell, es zeigt sie beide, wie sie zusammen am Himmel einen Zeppelin fliegen sehen. Er bringt den Müll runter, das Leergut zum Getränkemarkt, repariert das Fahrrad, läuft schnell zum Bäcker, ohne dass ich ihn darum bitten muss. Am Wickeltisch steht er bereit, um die volle Windel für mich zu entsorgen. Sein Eifer stillt eine alte Sehnsucht in mir.

Ohayō, ohayō, yo ga aketa, singt mein Vater, um die Kinder zu wecken. Er kann noch einige japanische Sprichwörter oder Sätze sagen und ich wundere mich jedes Mal darüber. Auf dem Weg zum Schwimmbad fahren wir an einer großen Baugrube vorbei. Mein Sohn sagt, hier dieses große Loch war früher der Karstadt, und ich denke, ja, richtig, genau hier hat mein Vater mich vor fast vierzig Jahren im Kinderwagen stehenlassen.

Mit meinem Sohn fahre ich Kettenkarussell. Wir kreischen und jauchzen und winken meinem Vater, der mit den beiden anderen Kindern in der Wiese steht und uns zusieht. Die Sonne scheint, ich schließe die Augen, eine große Leichtigkeit durchströmt mich.

Meine Mutter und Kenta sind zum Abendessen da. Was, Karl kommt? Jetzt? Dann möchte ich lieber gehen, sagt meine Mutter und sieht plötzlich noch kleiner aus, als sie ohnehin schon ist. Kenta und ich sehen uns an. Fahr sie schnell nach Hause, bevor er kommt, sage ich, wenn ihr sofort aufbrecht, schafft ihr es noch. Ich stehe in der Wohnung und hoffe, dass meine Eltern sich nicht im Hof über den Weg laufen, ich weiß, nie wieder werde ich meine Mutter mit meinem Vater zusammenbringen.

*

Mein Telefon klingelt und der Name meiner Mutter erscheint auf dem Display. In letzter Zeit ruft sie vermehrt an, um mir zu sagen, dass es ihr nicht so gut gehe und sie darum leider heute nicht zu mir kommen könne, obwohl wir gar nicht verabredet sind. Ich sage dann, Mama, das tut mir leid, danke fürs Bescheidgeben, dann komm doch einfach, wenn es dir wieder bessergeht, und sie legt beruhigt auf, um mich nach zehn Minuten erneut anzurufen. Bis morgen, sagt sie zum Abschied, als würden wir uns selbstverständlich täglich sehen. Als ich sie neulich im Wohnstift abholte, kam ich an einer Gruppe Senioren vorbei, die an einer Aktivität des Hauses teilnahmen, und verstand plötzlich, dass meine Mutter keine Lust hat, mit ihren Heimgenossen im Kreis zu sitzen und ein Seidentüchlein durch die Luft zu schwingen.

Mit dem Auto bringe ich meine Mutter zurück ins Wohnstift, seit Tagen regnet es in Strömen, ich reiche ihr ihren alten Schirm mit dem Holzgriff und dem schönen Blumenmuster. Den Schirm kenne ich, sagt sie, aber hier in Deutschland regnet es nie. Sie weiß nicht mehr, wie man einen Schirm aufspannt. Ich zeige es ihr und halte ihn über unsere Köpfe. Während meine Mutter oben in ihrer Wohnung interessiert den Wetterbericht im Fernseher verfolgt, koche ich Tee, schneide Obst, falte ihre Wäsche, sehe ihre Post durch. Aki, habe ich morgen etwas Wichtiges, möchte sie wissen, woraufhin ich sage, nein, Mama, du hast nichts vor, du kannst ruhig bis spät fernsehen und morgen ausschlafen. Ich muss daran denken, wie sie früher, als es ihr gut ging, jeden Abend nach dem Baden noch stundenlang vor dem Fernseher saß, mit einer Tüte Kartoffelchips in der Hand, dazu trank sie Sprudelwasser aus einem kleinen Kristallglas. Im Regal sehe ich ihre alten Chornoten stehen, ziehe ein paar Hefte heraus und blättere darin, sie hat sie in Kunstdrucke eingeschlagen, großformatige abgelaufene Kalender dafür verwendet. Die vielen Fotoalben von ihren Reisen stehen darunter, meine Mutter war überall, in Kasachstan, China, Turkmenistan, in Russland, Andalusien und der Toskana, Ägypten, San Francisco und New York. Im Stiftebecher neben dem Telefon blitzt ihre Stimmgabel auf, ich weiß, mit Carola übt meine Mutter Tonleitern, Carola bewundert meine Mutter für ihre schöne Stimme, dafür, dass sie immer noch so hoch singen kann. Auf ihrem Bett sehe ich ein aufgeschlagenes Buch liegen, mit dem Buchrücken nach oben. Es ist ein japanisches Buch, *Understanding Japanese behavior pattern*, lese ich. Auf dem Nachtkästchen die Dose Mentholetam, unsere alte Spieluhr aus Holz, die aussieht wie ein kleines Haus, eine Tube Handcreme und ihr Wecker, der nicht mehr klingeln muss. An der Wand die Fotos von Masayuki und ihr vor der Haustür in Kobe. Auf dem Boden eine Serie Kohlezeichnungen meiner Mutter, sie muss die Blätter aus der Mappe unter ihrem Bett geholt und sie auf dem Teppich vor dem Kleiderschrank ausgebreitet haben. Neben ihrem Liegeplatz am Boden liegt das Kaleidoskop aus Glas, das der Glaser in Nara, Hatsukos Nachbar, ihr einmal geschenkt hat, darüber am Knauf der Kommode hängt ihr Omamori. Ich stelle mir vor, wie meine Mutter durch das Kaleidoskop blickt, in ihrem kleinen Reich, und sich um sie herum und in ihr eine Welt auftut, in der es ihr gut geht. Ich möchte ihr das Omamori mitgeben, wenn sie stirbt. Auf dem Boden liegend schlafe ich ein, es ist so vertraut und beruhigend, Zeit ganz allein mit meiner Mutter zu verbringen. Als ich mich später verabschiede, an die Fernbedienung klebe ich einen Zettel, mit einem Pfeil, der auf den Off-Knopf zeigt, streift mein Blick einen alten Umschlag, der auf dem Esstisch liegt. Meine Mutter hat mit dem Bleistift die gesamte Vorder- und Rückseite beschrieben. Aki, und daneben meine Telefonnummer, in wackeliger Schrift, etliche Male. Mit diesem Stück Papier in der Hosentasche sitze ich im Auto, entferne mich langsam von meiner Mutter, da leuchtet eine Nachricht auf meinem Handy auf, das AirTag, das ich kürzlich an ihrem Schlüsselband angebracht habe, meldet »Keiko wurde zurückgelassen«.

Beim Abendessen sitzt meine Mutter mir gegenüber am Esstisch, Aki, darf ich diesen Tee trinken, fragt sie mich und zeigt auf ihre Tasse, dann verschwindet sie plötzlich unter dem Tisch, um einzelne angetrocknete Reiskörner, die an den Kinderstühlen und auf dem Boden kleben, einzusammeln, sie ist immer aufs Neue entsetzt darüber, wie es bei uns nach dem Essen aussieht, ihr Kopf taucht wieder oberhalb der Tischkante auf, überrascht über meinen Anblick lacht sie mich an und ich freue mich einfach nur darüber, dass sie da ist. Als mein Sohn Onkel Kenta erwähnt, blickt sie auf und fragt, Kenta, wo ist er, ich habe ihn schon so lange nicht mehr gesehen, siehst du ihn öfter, Aki, wie geht es ihm? Auch wenn ich versuche, an den Gewissheiten meiner Mutter nicht mehr zu rütteln, sage ich entschieden, Mama, dein Sohn Kenta besucht dich jede Woche, mindestens einmal, eher zweimal, er bringt dich mit dem Auto zu uns oder geht mit dir ins Restaurant zum Essen, er begleitet dich zum Friseur und zu deinen Arztterminen, du siehst deinen Sohn sehr regelmäßig. Ach wirklich, das ist ja seltsam, ich weiß gar nicht mehr, wann ich ihn das letzte Mal gesehen habe. Sollen wir Kenta anrufen, frage ich und sie nickt, ich bitte meinen Bruder, kurz mit unserer Mutter zu sprechen, sie drückt mein Handy an ihr Ohr, hält sich das andere zu, um ihn besser zu verstehen, ich höre, wie sie telefonieren, die Güte in Kentas Stimme, wenn er mit unserer Mutter spricht, und muss plötzlich weinen. Morgen komme ich zu dir und dann gehen wir Ramen essen, in Ordnung, Mama, fragt Kenta und sie strahlt, ja, sehr, sehr gerne!

Später, beim Spülmaschineeinräumen, blicke ich auf und sehe meine Mutter am Tisch sitzen, hochkonzentriert und selbstvergessen setzt sie ein Puzzle zusammen, fünfzehn Teile für Kinder ab drei Jahren, sie hat es auf der Fensterbank liegen sehen und sich geholt, ganz allein. Als nur noch zwei Teile übrig sind, dreht und wendet sie eines davon in alle Richtungen, angestrengt überlegt sie, bis sie es schließlich schafft, das Bild des Traktors fertig zusammenzusetzen. Dekita, ruft sie laut und sieht mich zufrieden an. Gut gemacht, Mama, möchtest du noch ein Puzzle machen, wir haben ganz viele, sage ich, aber sie winkt erschöpft ab, eines reiche ihr schon. Sie bewundert den üppigen Blumenstrauß, den Felix mir zum Geburtstag geschenkt hat, woher hast du diese schönen Blumen, Aki, ist heute ein besonderer Tag? Die waren sicher teuer, was haben sie gekostet, diese Sorte Blumen habe ich noch nie gesehen, außer diese hier, Yuri no hana. Lilien heißen die auf Deutsch, erkläre ich ihr, gemeinsam wickeln wir den Strauß, dessen Stängel in rosafarbenes knisterndes Transparentpapier eingeschlagen sind, aus, so schönes Papier, das könne man noch verwenden, sagt meine Mutter und streicht es glatt, mit der großen Küchenschere schneidet sie Rechtecke daraus, legt sie mir aufeinandergestapelt hin. Wie spät ist es, Aki? Acht Uhr? Morgens oder abends? Was, schon Abend, es ist doch noch so hell. Komme ich öfter zu dir, Aki?

Danke an D. D.

# GLOSSAR

anata ichiichi urusai – du nervst mich, lass mich in Ruhe
*Calpis* – japanisches Produkt, Milchgetränk-Sirup
chikuwa – gepresste Fischfleisch-Röhrchen
chōcho – Schmetterling (bekanntes japanisches Kinderlied)
dekita – geschafft, fertig
furoshiki – quadratisches Tuch zum Einpacken
futon – japanische Schlafstätte
geta – traditionelle Holzsandale
*Gōfuru* – japanisches Produkt, Waffel, dem französischen »gaufres« nachempfunden
gyōza – gefüllte Teigtasche
hakama – traditionelle Hose mit weitem ausgestelltem Bein
hankachi – Stofftaschentuch
haori – traditionelle Jacke
*Hara* – Nachname, Bedeutung: Wiese
*Hara*-sensei – Lehrer mit Nachnamen Hara
hashi – Essstäbchen
hashi-oki – Stäbchenablage
hikari – Licht
inoshishi – Wildschwein
itadakimasu – vielen Dank für das Essen, wird (auch allein) vor dem Essen gesagt
jan-ken-pon – Schere-Stein-Papier
*Jōrei* – heilende Energie, Praxis bei Sekai Kyūsei Kyō
kanji – chinesische Schriftzeichen, die Teil des japanischen Zeichensystems sind
kanpai – Prost
kansai-ben – Dialekt aus der Region Kansai
katsuobushi – getrocknete Bonitoflocken
kawaku – vertrocknen, Durst
kimono – traditionelle japanische Kleidung
kodomo – Kind
kodomo no hi – Feiertag, 5. Mai, Tag der Kinder
koi-nobori – Karpfen aus Stoff, den man im Wind steigen lässt

konbini – 24-Stunden-Shop, kommt von »convinient store«
kotatsu – Tischheizung
kuchibeni – Lippenstift
Matsuri – Volksfest
miso-shiru – Misosuppe
mochi – klebrige Reiskuchen
*Mori* – Nachname, Bedeutung: Wald
*Mori*-takushii – Taxiunternehmen Mori
mottainai – zu schade zum Wegschmeißen
nanatsu no ko – Kinderlied über Krähen aus dem Jahr 1921
natsukashii – nostalgisches Gefühl
neko bikkuri – sogar die Katze staunt
noren – Türvorhang, Trennvorhang
nori – getrocknetes Algenblatt
obasan – Tante
obentōbako – Lunchbox
obi – Gürtel, Kimonoausstattung
oden – Eintopf-Gericht
ohayō ohayō yo ga aketa – Guten Morgen, guten Morgen, der Tag beginnt (japanisches Lied)
ojōsama – Mädchen aus gutem Hause
okayu – Reisbrei
okonomiyaki – Spitzkohl-Pfannkuchen
omamori – Talisman
onēsan – große Schwester, Schwägerin
onigiri – Reisbällchen
onsen – heiße Quelle
origami – Kunst des Papierfaltens
oshime – Stoffwindel
otete – Hände (Kindersprache)
otōsan – Vater
otsukemono – eingelegtes Gemüse
pechanko – platt
popura – Pappel
ramen – Nudelsuppe
*Reiki* – esoterisches Konzept, Auflegen der Hände als heilende Energiearbeit
sake – Reiswein
sashimi – filetierter roher Fisch
*Seiko* – japanische Uhrenmarke

*Sekai Kyūsei Kyō* – Sekte, Church of World Messianity (gegründet 1935 von Mokichi Okada)
sentaku – das Wäschewaschen
sentō – öffentliches Badehaus
shabu-shabu – Eintopf mit dünn geschnittenem Rindfleisch, das kurz in der heißen Brühe geschwenkt wird
shiitake – eine Pilzsorte
*Shinkansen* – japanischer Hochgeschwindigkeitszug
*Shiseido* – japanische Kosmetikmarke
shiso – Perilla, Gewürzpflanze
shodō – Kalligrafie
sōmen – dünne kalte Nudeln, typisches Sommeressen
sukiyaki – Eintopf-Gericht, Titel des berühmten Schlagers von Kyū Sakamoto aus dem Jahr 1961
takoyaki – Oktopusbällchen
tatami – Matte aus Reisstroh
tempura – in Teigmantel frittiertes Gemüse oder Fisch
teriyaki – gegrillte Speise in gesüßter Sojasoße
tonkatsu – japanisches Schnitzel
*Tonkatsu Sauce* – dicke braune süßliche Gemüsesoße
udon – dicke helle Weizennudeln
umeboshi – eingelegte Pflaumen
umeshu – Pflaumenschnaps
wakame – Algen
wakare – Abschied
wasabi – scharfe Paste aus der Wasabi-Wurzel
yōkan – gepresste Ankobohnenpaste
yu – warmes Wasser (kaltes Wasser heißt mizu)
yume – Traum
yuri no hana – Lilie
zabuton – flaches festes Sitzkissen, meist quadratisch